自宅でできる
ライザップ
食事編

扶桑社

はじめに

ライザップ式で

衝撃的なテレビＣＭは知っているけれど、実態がわからない――。それがライザップのイメージではないでしょうか？「完全個室のプライベートジム」「結果にコミット」、なんだか怪しい。

でも、どうやったら、あんなに痩せられるのだろう？私も、挫折してばかりのダイエットを成功させて理想の体を手に入れたい。ただし、ハードな運動や〝何も食べられない〟食事制限は無理。

ライザップを自宅で体験

『自宅でできるライザップ』――。

本書は、そんなあなたのために生まれました。ライザップに興味はあるものの、扉を叩くには、ちょっとハードルが高い……。そこで、**ライザップのダイエットメソッドを『食事編』と『運動編』に分けて再現。**自宅でも、ライザップを体験し体の変化を実感できるようにしました。

ライザップは、**科学的根拠に基づく独自のプログラムにより「なりたい体」を確実に手に入れる**ためのサポートをします。

主軸にあるのは「食事」と「運動」と「メンタル」です。

あなたも体を変えてみませんか？

1日3食しっかり食べて痩せる！

本書では、その**「食事」**について徹底解説します。**1日3食、糖質を無理なくコントロールしながら、しっかり食べる**ことが基本です。

採用率3・2％の狭き門を突破した専属トレーナー、カウンセラー、そして管理栄養士、医師や看護師を交えたチームが一丸となって、あなたの体と心に寄り添います。

太りにくい体を手に入れる

ライザップのテーマは、**「人生最高の体と自信を手に入れる」**ということ。あなたと二人三脚で、この目標を達成していきます。また、生涯にわたりあなたのボディメイクを応援し続けます。

まずは、自宅で試してみてください。本書を手に取ってくださったあなたの「結果にコミット」します。

［本書の表記について］
■本文中で表示した大さじ1は15ml、小さじ1は5ml、1カップは200mlです。
■電子レンジの加熱時間は600Wのものを基準にしています。500Wの場合は1.2倍を、700Wの場合は0.8倍を目安に加熱。機種によって多少異なる場合があります。
■各レシピの栄養成分値は、1人分を示しています。

PART I

基礎編

ライザップの低糖質食事法

糖質OFFでもしっかり食べて
ダイエットするのがライザップ流。
キレイに痩せる！ と評判のルールとは!?

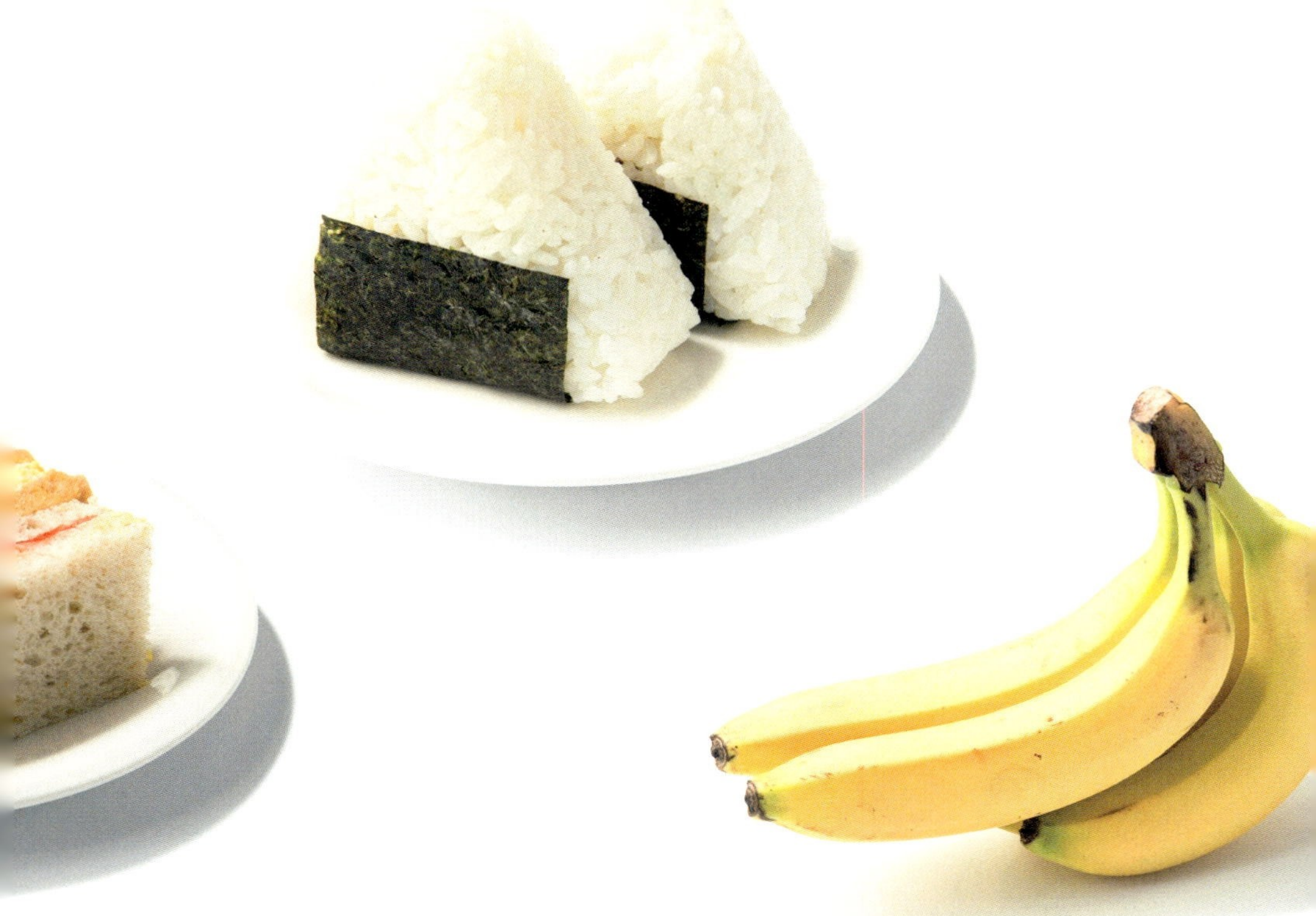

ました

結果にコミットする低糖質ダイエット！
なぜ痩せるの？　そのメカニズムと
成果につながる基本ルールを学ぶ！

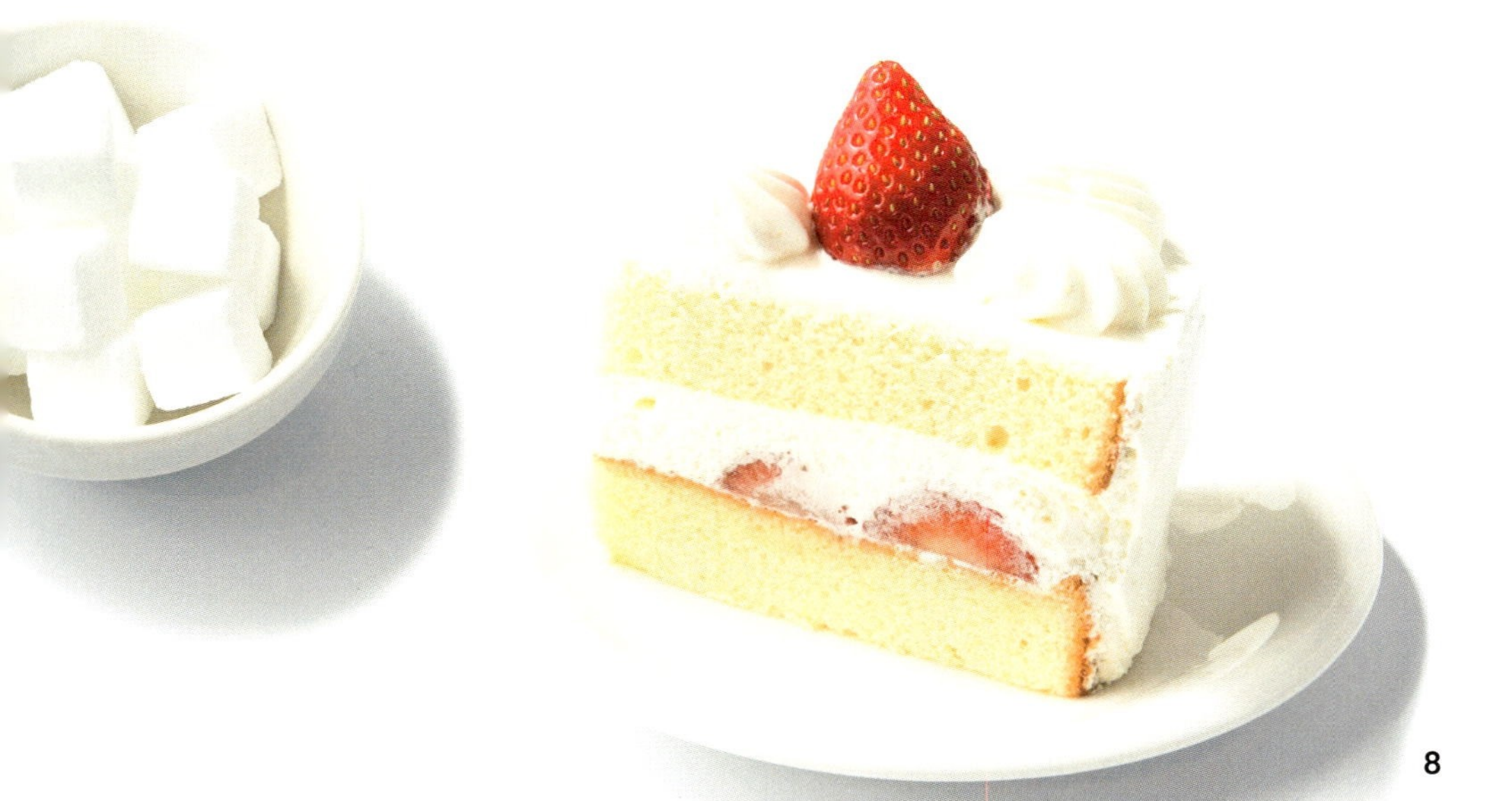

太る原因は糖質にあり

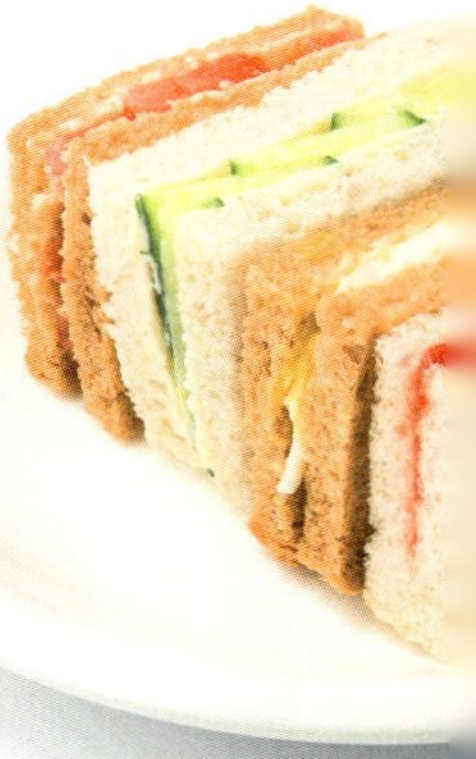

糖質は三大栄養素のひとつ
ご飯もパンも糖質だった！

近年、減量効果が高いとして関心を集めている〝糖質OFF〟。糖質というと、ケーキやお菓子といった甘いものがすぐ思い浮かぶことでしょう。

でも、実はご飯やパンといった穀類、おそばやパスタといっためん類も、日本人が多くとっている糖質です。炭水化物は糖質と食物繊維からなり、そのほとんどが糖質なのです。

では、なぜ糖質をカットすることがダイエットにつながるのでしょうか？そのメカニズムをみていきましょう。

そもそも糖質とは、人間が動くためのエネルギーとなる三大栄養素のひとつです。三大栄養素とは、たんぱく質、脂質、糖質の3つをさします。

たんぱく質は、体を構成する約60兆個の細胞の原料になり、筋肉や血液、骨や皮膚などをつくる働きがあります。脂質は、すべて脂肪になると勘違いされがちですが、エネルギー源のほか、細胞膜やホルモンの原料になるという重要な働きを担っています。そして、糖質は体のエネルギー源になります。

このように三大栄養素にはそれぞれ働きがあります。「それなのに糖質をカットして大丈夫なの？」という疑問が湧くかもしれません。でも、大丈夫。そこには理由があるのです。

“糖質をとらなくても体はエネルギー不足にならない”

インスリンが脂肪を溜め込んでいる

糖質は体内でブドウ糖に分解されます。血糖値とは血液中のブドウ糖の濃度のことで、体には血糖値を一定範囲に保とうとする仕組みがあります。

糖質をとると血糖値が上がりますが、このとき膵臓《すいぞう》からインスリンというホルモンが分泌され、血液中のブドウ糖を肝臓に移動させて血糖値を下げる働きをします。肝臓に送られたブドウ糖はグリコーゲンという形で蓄えられ、ブドウ糖が不足した非常時に再びブドウ糖に戻り、利用されます。しかし貯蔵量には限界があり、インスリンは余った糖質を中性脂肪に変えて体内に蓄えるという働きもします。インスリンが「肥満ホルモン」と呼ばれるのはそのためです。

つまり、「糖質を制限することで血糖値の上昇を抑え、インスリンの分泌を抑制することで、痩せられる」というわけです。

三大栄養素

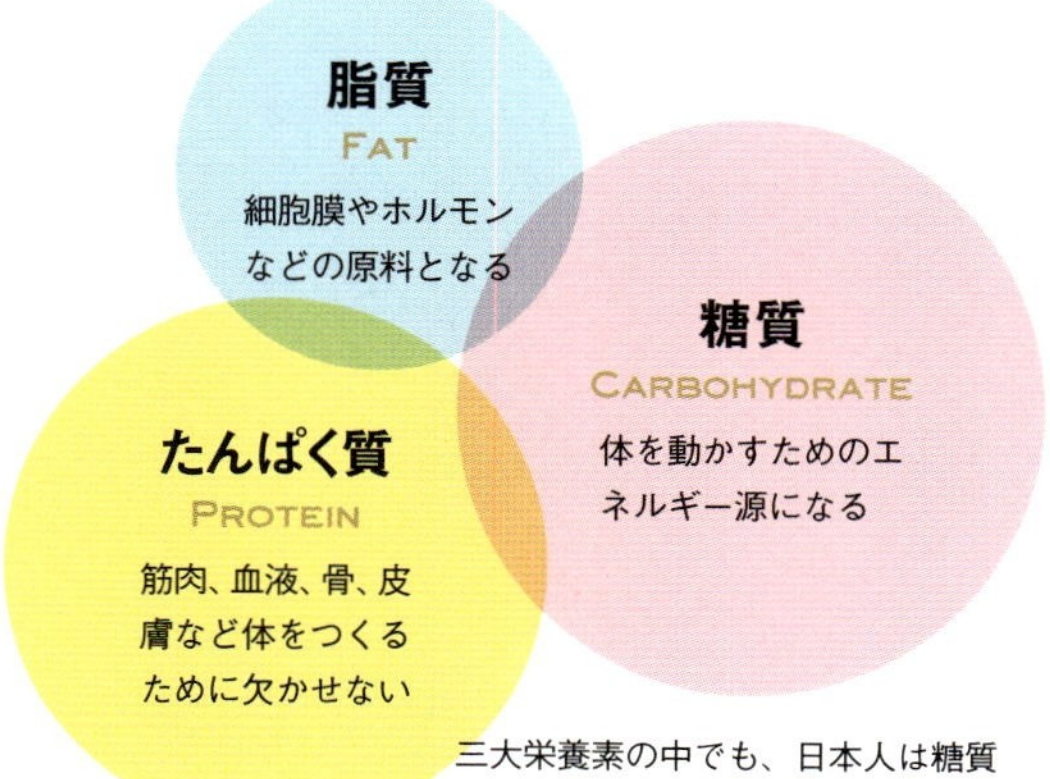

脂質
FAT
細胞膜やホルモンなどの原料となる
糖質
CARBOHYDRATE
体を動かすためのエネルギー源になる
たんぱく質
PROTEIN
筋肉、血液、骨、皮膚など体をつくるために欠かせない

三大栄養素の中でも、日本人は糖質から多くのエネルギーを得ている。

糖質は体内でも作られる！ケトン体が脳のエネルギーに

糖質は体のエネルギー源ですが、糖質がなくても脂質でまかなえます。

また、体内には「糖新生《とうしんせい》」という糖質を作り出す仕組みがあるため、血糖値が低くなりすぎることもありません。

ブドウ糖が枯渇したとき、体はこの糖新生によって、足りない分のブドウ糖を作り出し、血糖値の補正を行おうとします。その際、中性脂肪が燃焼します。

つまり、「糖質をカットして体内にブドウ糖が不足すると、脂肪がどんどん燃えていく」というわけです。

これが、〝糖質ＯＦＦ〟で痩せるもうひとつのメカニズムです。

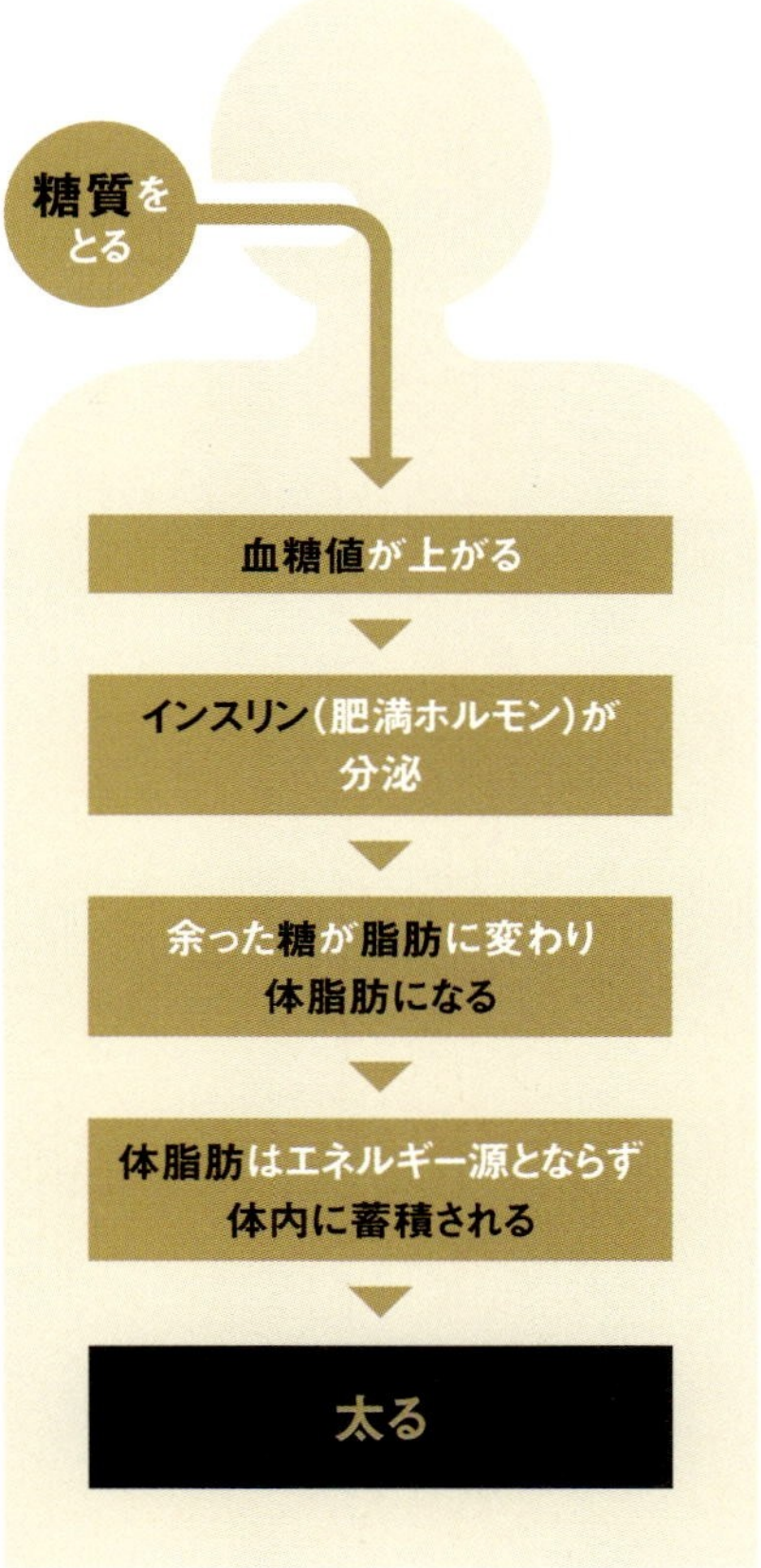

糖質をとる
血糖値が上がる
インスリン（肥満ホルモン）が分泌
余った糖が脂肪に変わり体脂肪になる
体脂肪はエネルギー源とならず体内に蓄積される
太る

血糖値の急上昇は、血管を傷つけ、血流を悪化させるなどにより、動脈硬化の原因にもなります。さらには、過剰な糖質は体内のたんぱく質と結びつき、「糖化たんぱく質」となって肌や髪、骨など全身の老化を進行させます。

こうしたことからも、糖質をカットすることは理にかなったダイエット法といえるのです。

「ブドウ糖は脳の唯一のエネルギーなのでは？」と思う方もいるかもしれません。でも、それも大丈夫。糖新生を行う際、肝臓では「ケトン体」という物質が作られます。このケトン体が、ブドウ糖に代わる脳のエネルギー源になるため、心配ないのです。

それでは、次のページからライザップ式〝糖質ＯＦＦ〟のルールをご紹介しましょう。

ライザップ式ダイエット

食事ルール❶ 主食を確実に抜く

ご飯やパン、めん類などをカットする

ライザップ式〝糖質ＯＦＦ〟は、最初から糖質をしっか

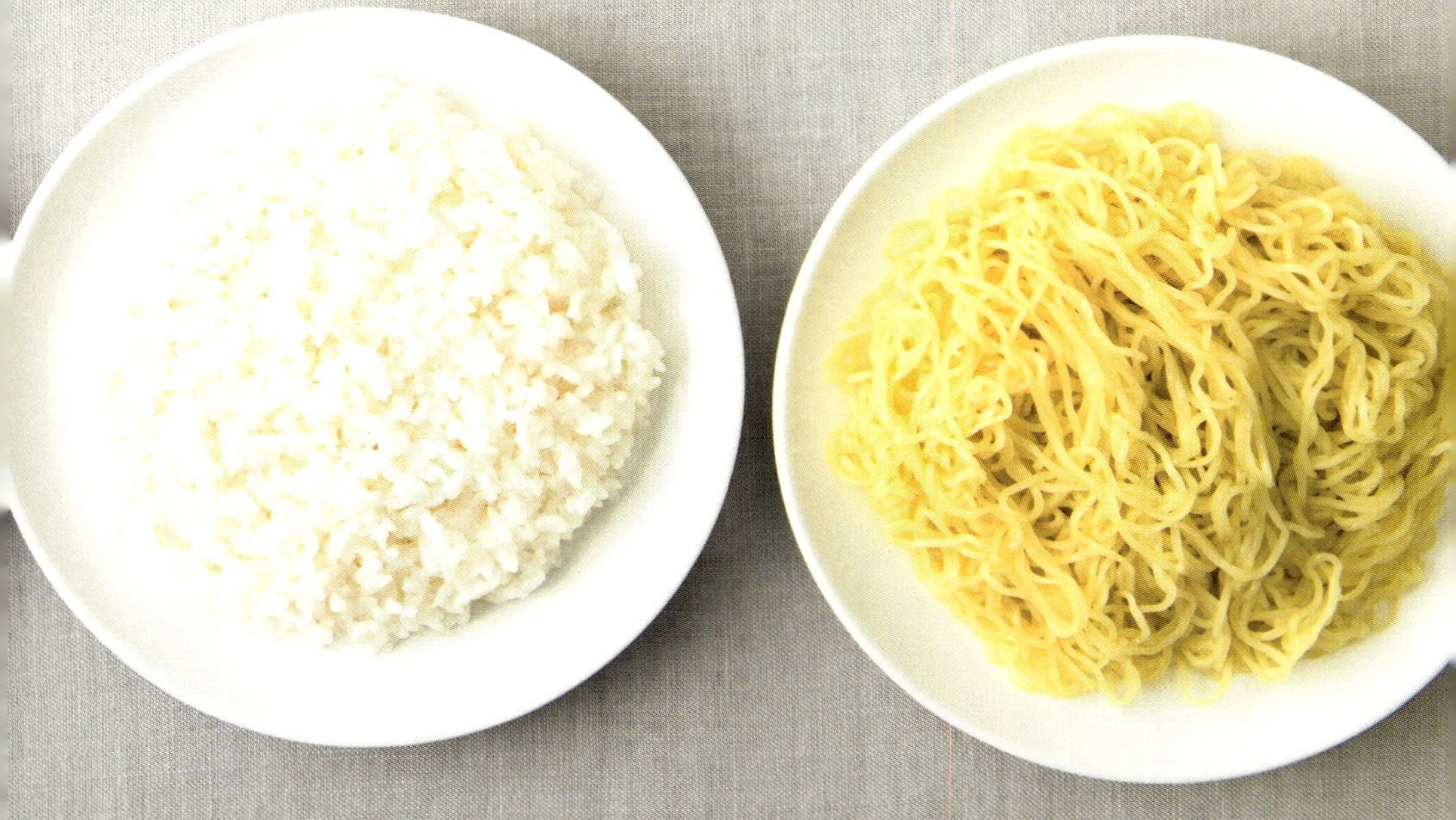

りカットします。徐々に糖質を減らしていくという方法ではなく、糖質量の多い「主食を抜く」ことからスタートします。1日3食の主食をカットするのです。

主食とはご飯やパンのほかに、そばやうどん、パスタなども含みます。血糖値の上昇がゆるやかであるとされる未精製の玄米やライ麦パンなども、インスリンの分泌を促すためNGです。

私たちは、主食によって手軽にたくさんの糖質をとることができてしまいます。特に日本人は、たんぱく質や脂質よりも糖質から多くのエネルギーを得ています。その割合は、三大栄養素全体の約60%。だからこそ、最初に主食をしっかりカットすることが肝心なのです。

ただし、こうした主食を抜くのは最初だけ。体が変化し、目標を達成した後は、少しずつ糖質を取り入れる食事に移行させます。ダイエットのペースを落としたいときも、糖質を取り入れてよいのです。

大切なのは、糖質の量を見極めて自分でコントロールすること。これさえできるようになれば、目標を達成した後も理想の体を維持することができるのです。

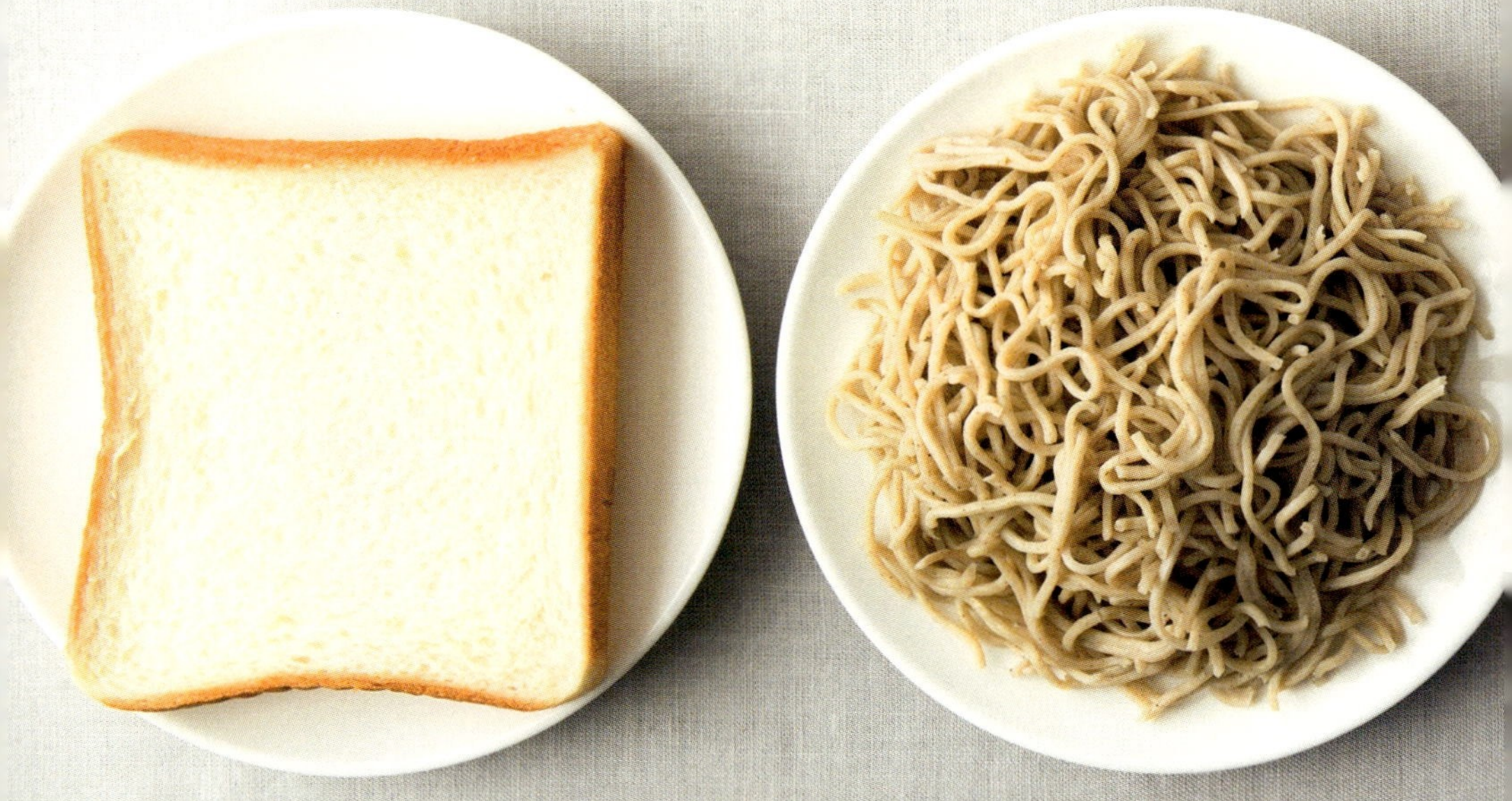

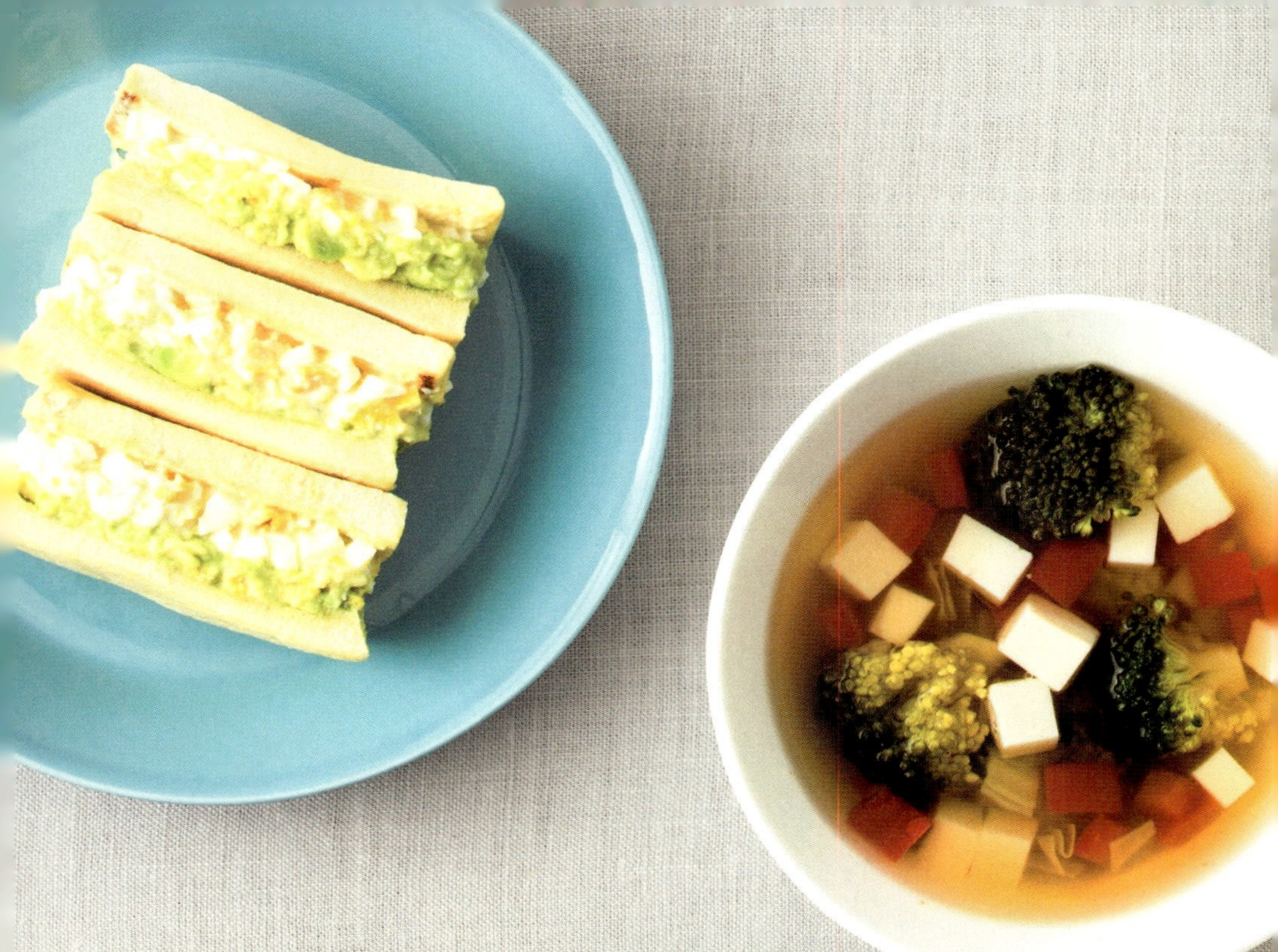

食べることでリバウンドを防止

大前提となるのは、1日に必要なエネルギー量(食事量)をしっかりとるということ。「ダイエット中も1日3食とる」ことが、理想のボディメイクには不可欠です。

1日にとりたいエネルギー量は、基礎代謝を下回らないようにするのが目安です。基礎代謝とは、心拍、呼吸、体温維持など生命維持に使われる最低限必要なエネルギー量のこと。つまり、何もせずじっとしているだけで消費されるエネルギーのことです。基礎代謝量は、年齢や体重などによって異なります(39ページ参照)。

では、なぜ摂取エネルギーが基礎代謝を下回ってはいけないのでしょうか?

必要なエネルギーを得られない体は、一種の飢餓状態に陥ります。筋肉の量も減り、基礎代謝が低下します。そのため、元の食事に戻すと、リバウンドの原因になってしまうのです。

1日3食とっても、ご飯などの主食がないので、おかずからしっかりエネルギーをとることが必要になります。何

ライザップ式ダイエット

食事ルール❷

1日3食をしっかりとる

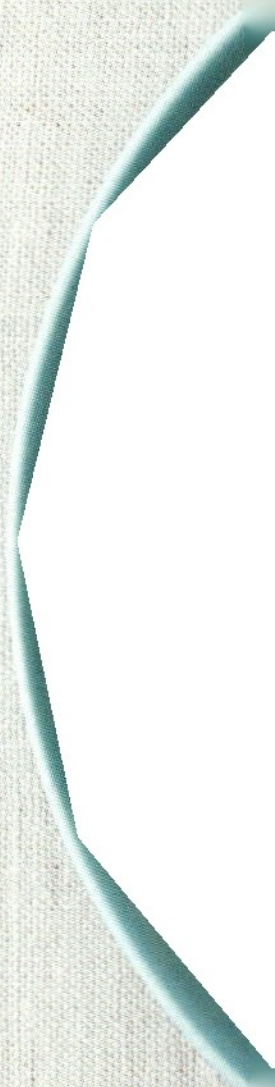

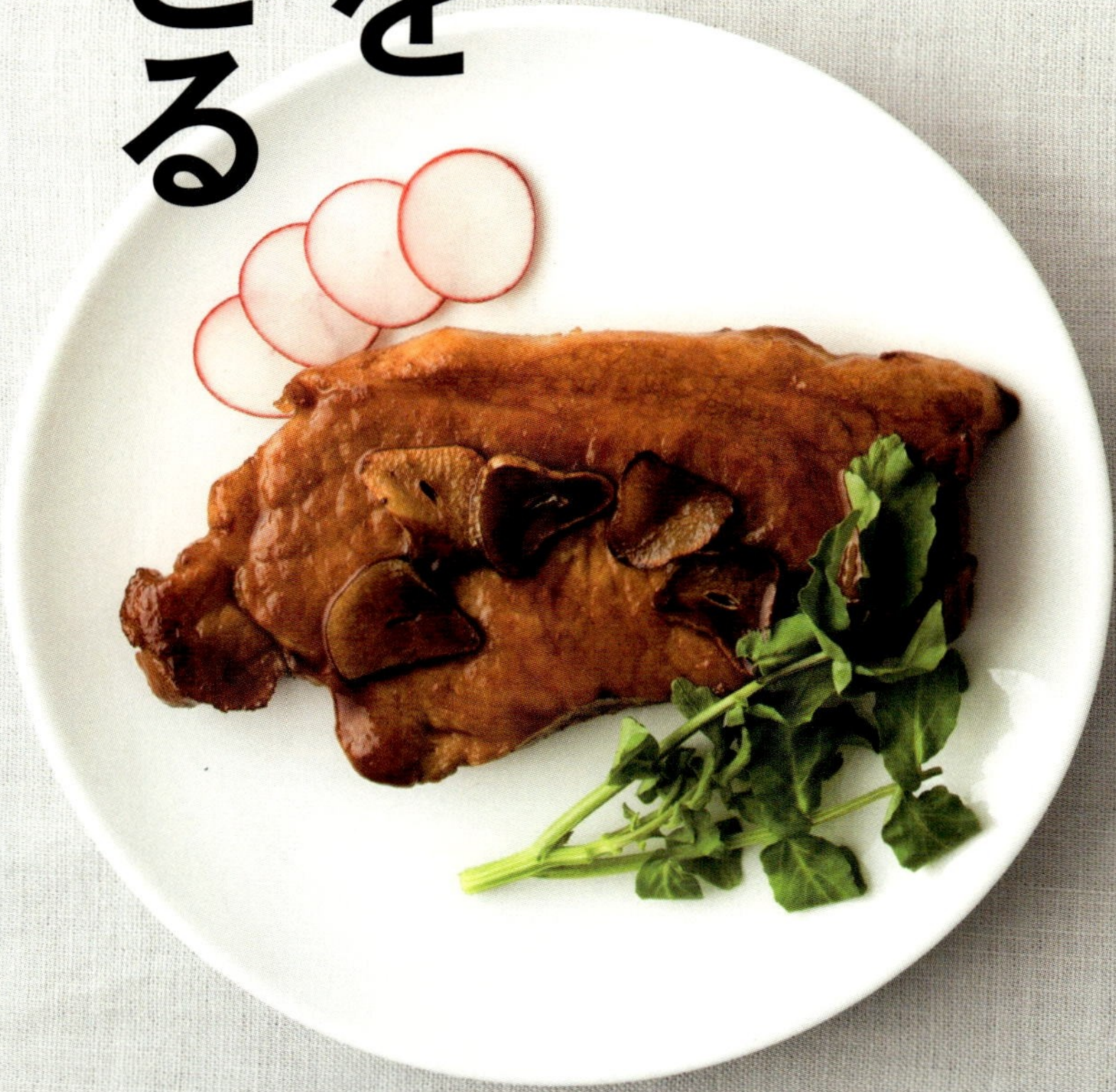

を食べればよいのか、どんな食材をチョイスすればよいのかについては、パート2で詳しく解説しましょう。

ライザップ式ダイエット

食事ルール3

たんぱく質のおかずをメインにとる

肉、魚、卵などのたんぱく質で筋肉量を維持

糖質ＯＦＦによるダイエット効果を確実なものにするた

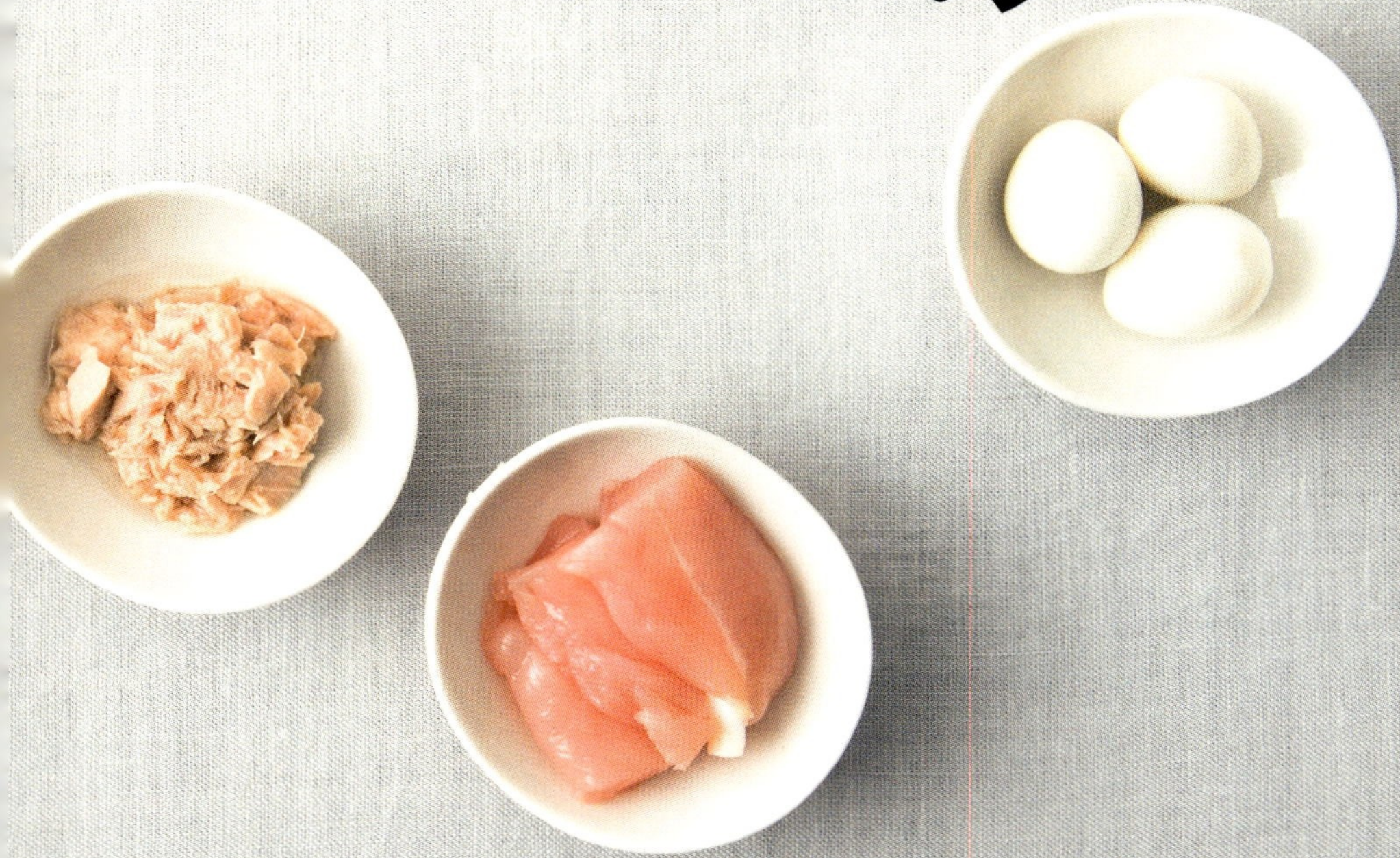

めには、「筋肉を減らさないようにする」ことが重要です。
たんぱく質は、筋肉をつくる大事な栄養素。意識的に摂取していくことで、筋肉量の維持につながります。ライザップでは、食事と運動で理想のボディメイクを実現しますが、たんぱく質の摂取が十分でなければ、運動により筋肉量が増える効果を期待できません。また、体内で糖質を作り出す仕組み「糖新生」には、たんぱく質が使われます。

糖質ＯＦＦの食事は主食を制限することになるので、メインのおかずでお腹を満たすのが鉄則です。つまり肉、魚、卵、大豆製品などのたんぱく質です。肉は豚肉、牛肉、鶏肉、どれでもＯＫ。魚介類では赤身や白身の魚、エビやイカなど。しかし、かまぼこやちくわ、はんぺんなどの練りもの、また、魚卵は控えましょう。

食事の際、私たちは消化吸収のためにエネルギーを消費しています。食事でエネルギーをとりながら消費しているのです。この消費エネルギーを「食事誘導性熱産生（ＤＩＴ）」といいます。たんぱく質は脂質や糖質に比べると、ＤＩＴが大きいため、たんぱく質を多くとることは消費エネルギーアップにもつながります。

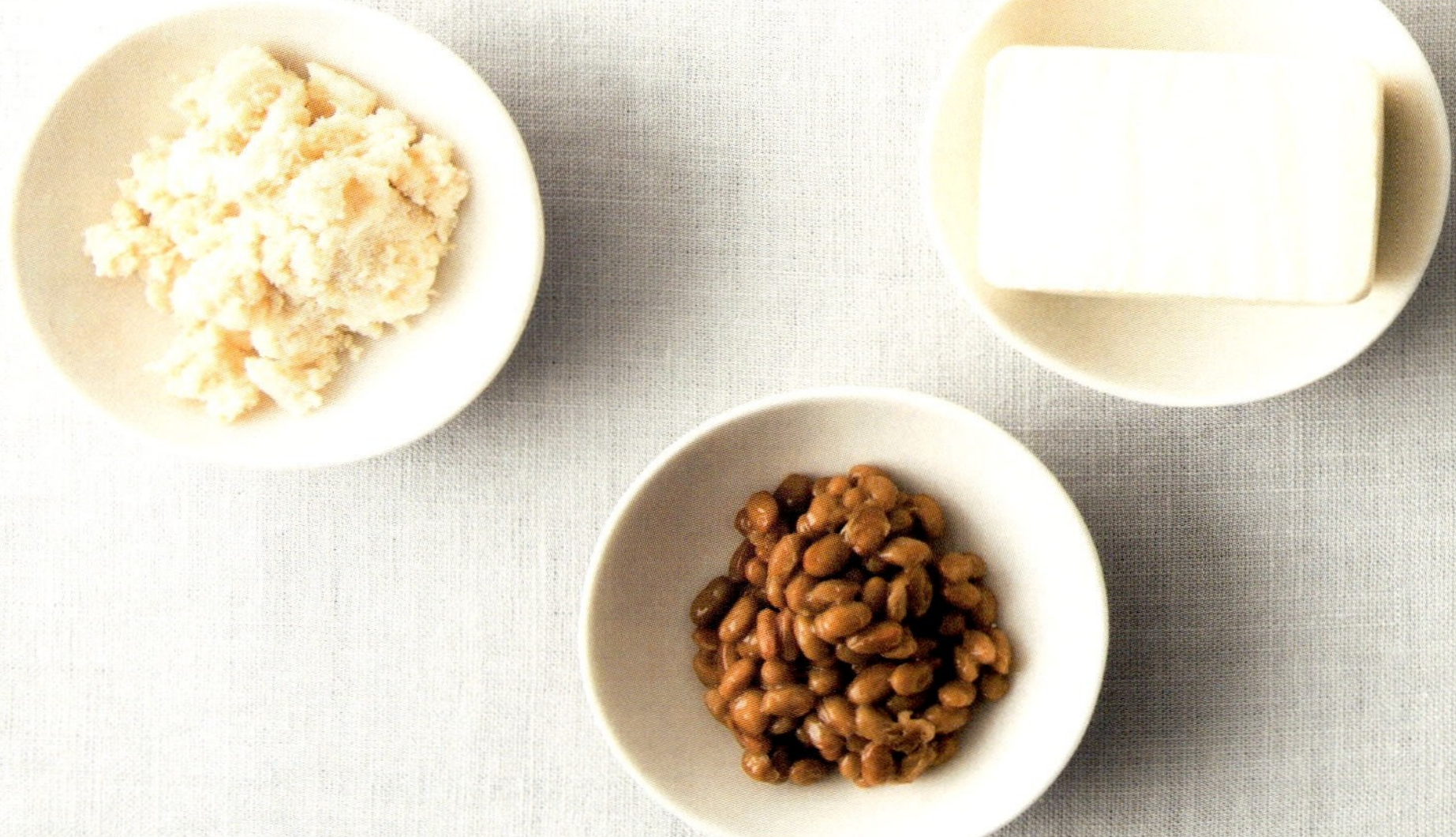

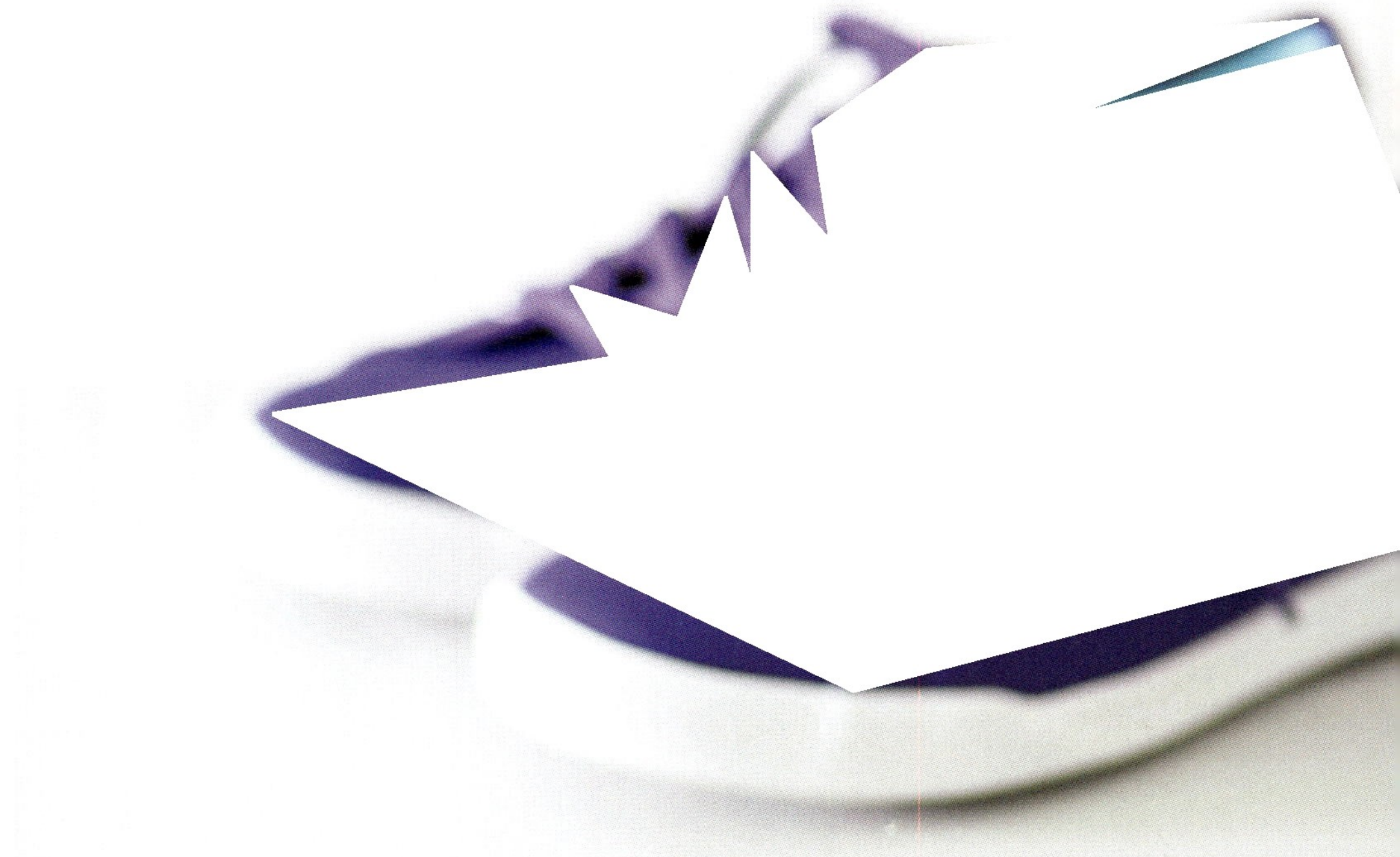

太もも、背中、お尻など大きな筋肉から鍛える

基礎代謝の高い体をつくり、理想の体型を実現するためには、減量と併せて筋肉量を増やすことが肝心です。筋肉を増やすために必要なのが筋トレです。

筋肉量は20代をピークに、加齢にともない少しずつ減っていきます。意識して運動しなければ、知らず知らずのうちに筋肉量が減り、基礎代謝の低い太りやすい体になってしまうのです。週に2～3回、筋トレを取り入れましょう。

体には体を動かすための４００もの筋肉がありますが、効率よくトレーニングを進めるには、まずは太もも、背中、お尻などの大きな筋肉から鍛えること。大きな筋肉を動かせば、それだけ多くのエネルギーが消費されます。筋肉のおよそ3分の2は下半身に集まっているので、下半身を中心に行うのもひとつの方法です。

筋肉がつけば理想のボディを得られるだけでなく、体力がついて疲れにくくなったり、体幹が強まり姿勢がよくなったり、スポーツでのパフォーマンスの向上やケガの予防にもつながります。また、美肌効果にもプラス。これは筋トレによっ

ライザップ式ダイエット

生活ルール❶

筋トレをする

てダメージを受けた体を修復する成長ホルモンの分泌が高まるからです。

回数や負荷のかけ方、正しいフォームなど具体的な方法と詳細は『自宅でできるライザップ　運動編』（扶桑社）をご参照ください。

ライザップ式ダイエット

生活ルール❷ 水分をしっかりとる

水分不足はダイエットの大敵！　便秘を招く

水分摂取は、ダイエットをスムーズに進めるためにも大

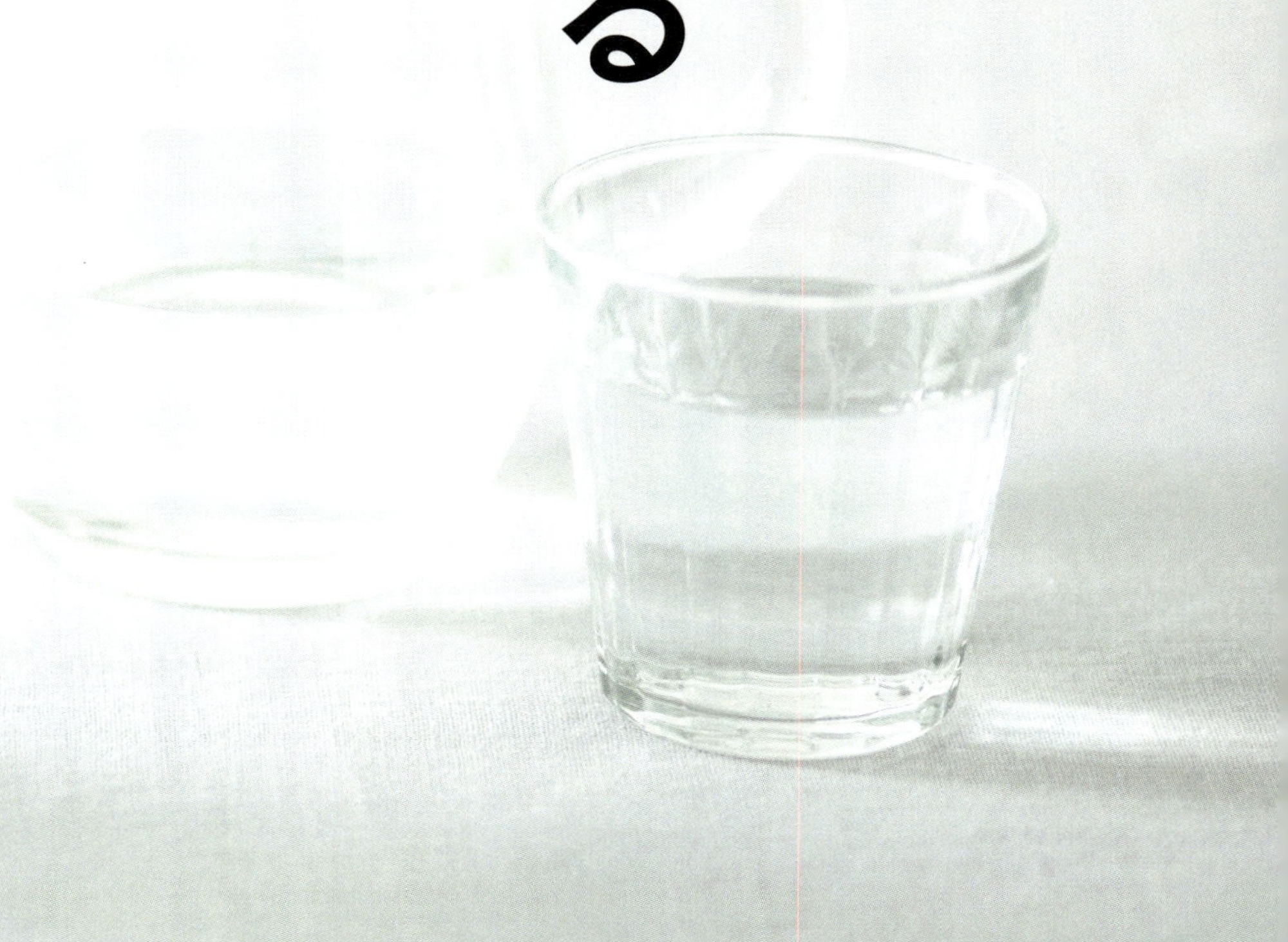

切です。ライザップ式でも、水分をしっかりとることをおすすめしています。

　では、具体的に水分とダイエットにはどのような関係があるのでしょうか？

　人間の体の約60％は水分からできています。水分は消化吸収や老廃物の運搬などに使われます。不足すると血液の流れが悪くなり、栄養や酸素を体のすみずみまで運びにくくなります。結果、脂肪燃焼にもマイナスです。代謝をスムーズにするためには、水分がとても大切なのです。

　また、水分不足は便をかたくし、便秘を引き起こす原因に。便秘はダイエットの大きな障害になります。

　では、どのくらい摂取すればよいのでしょう？　飲料水として、女性は1日2ℓ、男性は3ℓを目安にしてください。食事から得る水分は1日1ℓが平均とされますが、ダイエットで食事量が減る分、補うという意味もあります。

　ただし、カフェインには利尿作用があるのでとりすぎないように。摂取するタイミングも大切です。一度にたくさん摂取せず、常備して、少しの量をこまめにとるようにしてください。

毎朝光を浴びて、朝食をとる

朝、目が覚める、お昼にお腹が空く、夜になると眠くなる……、これらは体内時計の働きによるもの。体内時計とは体が本来もつリズムのことで、その周期は25時間です。1日は24時間ですから、毎日1時間のズレが生じます。それをどこで合わせているかというと、朝です。実は、毎朝光を浴びることで体内時計はリセットされ、1日のリズムに合わせて体が正常に動き始めるのです。

体内時計はダイエットとも関係しています。起床時間や就寝時間、食事時間が不規則になるとリセットされず、体のリズムが乱れて代謝も低下し、太りやすくなります。

体は昼間は活動モード、夜はお休みモード。昼間は内臓もしっかり働くため、ボリュームのあるものを食べても内臓に負担をかけず消化できます。夜寝る前に食事をとらないほうがいいのは、体がお休みモードのため内臓の負担になるからです。

また、体内時計は脳と内臓にそれぞれあり、光を浴びることで脳の体内時計が、朝食をとることで内臓の体内時計

ライザップ式ダイエット

生活ルール❸

体内時計をリセットする

がリセットされます。ダイエットをする人の中には、朝ごはんを食べない人も少なくないですが、朝食をしっかりとって体内時計をリセットし、1日3食を実践しましょう。

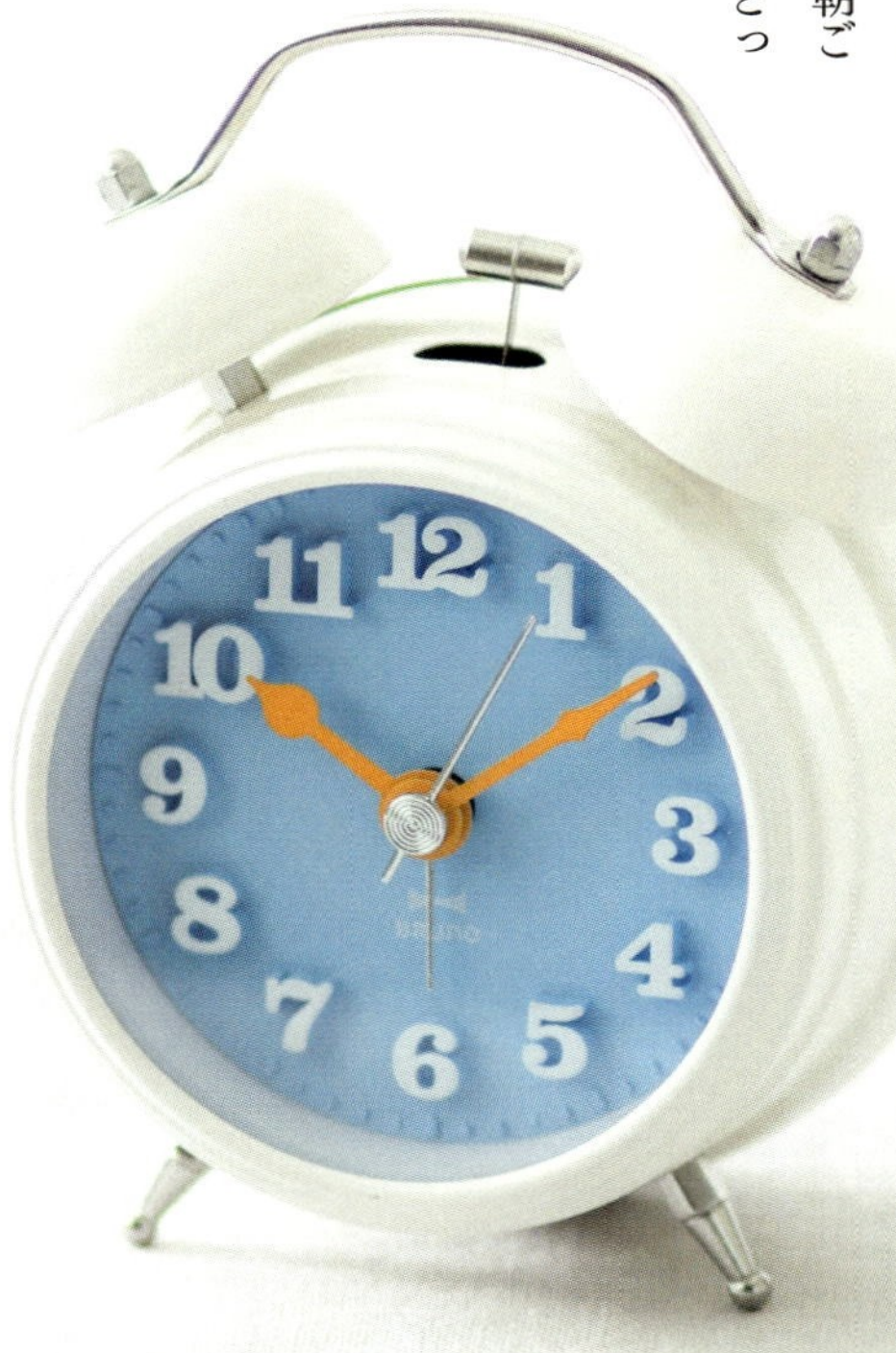

COLUMN

ライザップ
管理栄養士・
芦野さんに聞く!

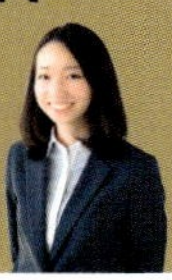

ライザップの管理栄養士って、どんな仕事ですか?

ライザップのゲスト（会員）の目標達成のためには、毎日、何時に何をどのくらいの量食べるのかなど、食習慣の改善指導と栄養指導が不可欠です。そこで私たちは、ゲストが効率的に体脂肪を落とし、筋肉量やパワー、生活の質は落とさない食事プログラムを考え、提供しています。このプログラムは、栄養バランスを見直し、一人ひとりの生活や嗜好に合った食材や食べ方を提案するとともに、きちんと食べながら健康的に理想体型へと導くものです。そして、手に入れた理想体型をその後も持続していくための理論や実践方法も身につけていただけたら幸いです。

ライザップでは、医師や看護師も交え、ゲストの栄養管理を医学的見地を取り入れながらサポートさせていただく体制をとっています。

ゲストの悩みはさまざまです。ライフスタイルに合わせて前向きに取り組んでいただくためには、「二人三脚」が必要です。どうしたら自信につながるだろう、どうしたらここを乗り越えてくださるだろう……。一人ひとりに合ったご提案を日々、考えています。

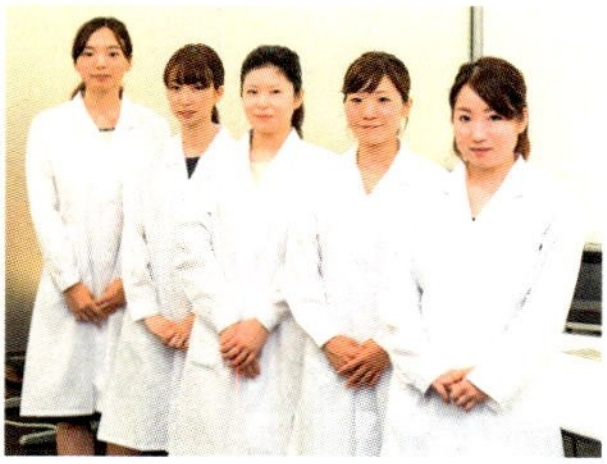

自信を失っていた方が笑顔を取り戻したり、楽しみながら目標を達成していく姿を見ることが何よりもうれしい！ それがライザップ管理栄養士としてのやりがいです。

芦野めぐみ　大学卒業後、管理栄養士の資格を取得。ライザップでは教育ユニットに所属しプログラム開発や社内研修を担当。写真左から２番目。

PART 2

実践編

低糖質ダイエットを始めよう

食材の選び方、調理法、外食の仕方など、
糖質OFFを無理なく進められる
実践的なアドバイスを一挙公開！

目標達成のセオリーはコレ！

3つのステージで体を変える

3つのステージとは？

ライザップの理想の体づくりは、食事も運動もそれぞれ3つのステージをひとつずつクリアして、ステップアップしていくというスタイルです。

理想とする体は一人ひとり違いますが、そのベースにあるのは、「食べても太りにくい体」「リバウンドしにくい体」「基礎代謝の高い体」。これがライザップの目指すボディメイクです。体重を減らしたいという減量の希望も、ウエストを細くしたいといったボディラインの希望も叶えることができます。

食事における3つのステージとは、「ウエイトダウン期（減量期）」「糖質コントロール期（筋向上期）」「スタイルキープ期（維持期）」。ダイエットに取り組む際の体の変化やダイエット効果を上げるための対処法などから、科学的根拠に基づき設定されたステージです。それぞれにおいて、糖質ＯＦＦをどのように進めていけばよいのか、また、どのような運動を実践すればよいのかが異なります（左ページ参照）。

ウエイトダウン期（減量期）は低糖質の食事をとる時期です。糖質コントロール期（筋向上期）は糖質を補給する時期、スタイルキープ期（維持期）は摂取する糖質をコントロールする時期となります。

パート1で紹介した糖質ＯＦＦの食事ルール①は、ウエイトダウン期（減量期）のもの。このステージでは、主食抜きの低糖質の食事に慣れることが肝心です。

目標達成までの3つのステージ

3つのステージごとに糖質OFFの内容も変わります。
まずはウエイトダウン期をクリアすることを目指しましょう。

STAGE 1　ウエイトダウン期（減量期）

効率よく脂肪を燃やす体になる

ボディメイクのファーストステージです。脂肪を落とすことを最優先にし、体重を落としていきます。食事は、主食を抜く低糖質食が基本。運動は、筋肉維持のために週２～3回のウエイトトレーニングを行います（詳細は『自宅でできるライザップ 運動編』を参照）。

▼

STAGE 2　糖質コントロール期（筋向上期）

筋肉量を上げ基礎代謝の高い体をつくる

余分な脂肪をしっかり落とした後に迎えるこのステージでは、基礎代謝を上げるために筋肉量を増やすことが最優先。タイミングを考えて糖質をとることで筋肉量を増やす食事にしていきます。

▼

STAGE 3　スタイルキープ期（維持期）

リバウンドしない体をつくる

最後のステージは、つくり上げた体を維持する時期。メリハリのあるボディラインをキープしていきます。筋肉はしっかりついているので、糖質コントロールをきちんと行うことによって、筋肉を落とさずにリバウンドを防止します。

覚えておきたい!

3つのステージをクリアする食べ方

STAGE 1 ウエイトダウン期

食事目標

ボリュームはしっかりとって糖質OFFを実践!

脂肪を効率よく燃焼させるための1日あたりの糖質摂取量は50g以下が目安。主食を抜き、調味料や野菜の糖質にも要注意。糖質の多いイモ類などは控えましょう。たんぱく質は積極的に摂取。野菜の糖質量は126ページを参照。

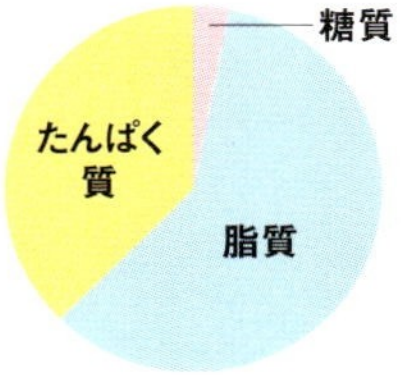

エネルギー摂取比率イメージ※

STAGE 2 糖質コントロール期

食事目標

タイミングを考えて糖質を加える

夜はウエイトダウン期同様、糖質を控えますが、朝食と昼食は体重1kgに対し1・0~1・2gの糖質を摂取。ただし、運動する日は昼食時ではなく運動後にとりましょう。たんぱく質は積極的に摂取します。

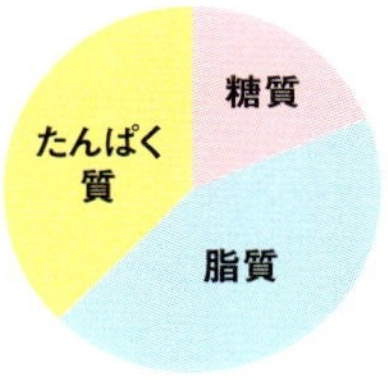

エネルギー摂取比率イメージ※

STAGE 3 スタイルキープ期

食事目標

1日にとる糖質量は120g以下に

無理のない範囲で糖質をコントロールします。1日あたりの糖質摂取量は120g以下が目安(1食あたり40g)。主食をとる際はとりすぎないように。摂取した栄養素を効率よくエネルギーにするためバランスのよい食事を心がけます。

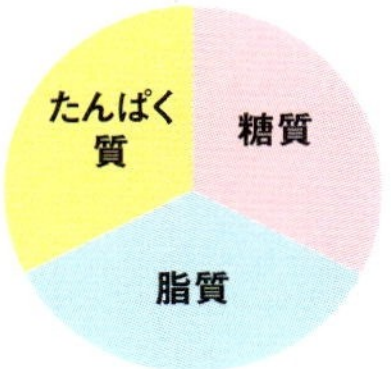

エネルギー摂取比率イメージ※

※糖質1g=4kcal、たんぱく質1g=4kcal、脂質1g=9kcal

積極的にとりたい栄養素

脂肪の燃焼が最優先。それを助けてくれる成分を含む食材を多用しましょう。

●Lカルニチン

脂肪を燃焼させてエネルギーに変換するとき、欠かせない栄養素です。体内でも作られますが、少量なので食品からの摂取が不可欠です。羊肉（ラム）、牛肉などの赤身肉やマグロ、鮭、貝類に多く含まれます。

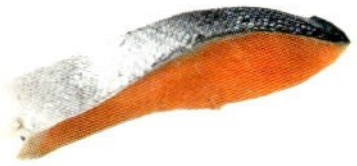

●カプサイシン

唐辛子の辛み成分です。発汗作用や脂肪分解効果があります。赤唐辛子、七味唐辛子、タバスコなどに多く含まれます。

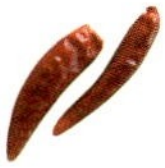

●ビタミンB2

脂肪燃焼に欠かせない栄養素です。より多くの脂肪を燃やすため普段から意識してとりましょう。ビタミンB2を多く含むのは、納豆、サバ、焼きのり、レバーなど。

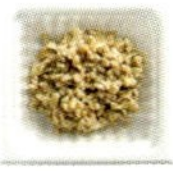

積極的にとりたい栄養素

筋肉量をアップさせるためにも、摂取した栄養素をしっかり吸収することが肝心です。鍵となるのが消化吸収器官である腸の状態。腸内環境を整えてくれる栄養素を摂取しましょう。

●食物繊維

第六の栄養素といわれ、腸内環境の改善に効果的に働きます。食物繊維は水溶性と不溶性に分けられます。不溶性は腸内の善玉菌を増やしたり、便の量を増やしたりします。水溶性は腸内の有害物質を吸着して体外に排出。食物繊維が多いのは海藻や根菜類です。

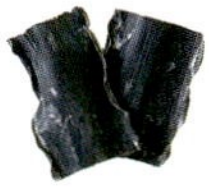

●ビタミンC

ビタミンCは腸内の善玉菌である乳酸菌のエサになり、その働きを活性化させます。また、コラーゲンの生成を助ける働きがあり、丈夫でしなやかな筋肉をつくります。

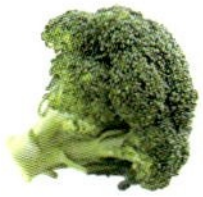

積極的にとりたい栄養素

代謝を助ける栄養素を意識的にとることが、つくり上げた体を維持することになります。

●ビタミンB1

ビタミンB1は、体内で糖質をエネルギーに変えるときに必要な栄養素。糖質の消費が進むので、脂肪として蓄積されにくくなります。

ビタミンB1が不足すると、糖質を効率よくエネルギーに変えることができなくなるだけでなく、疲れやすくなったり、体がだるくなったりします。ダイエットにも集中できません。

ビタミンB1を多く含む食品は、豚肉、焼きのり、大豆など。

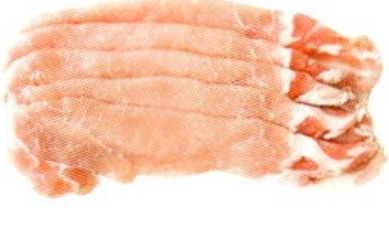

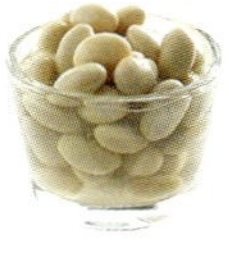

ウエイトダウン期のクリアが成功の鍵

ライザップ式低糖質食の進め方

どんなボディになりたいか、具体的な目標設定からスタート

目標を定めた3つのステージをクリアして理想の体を手に入れるまでの期間は2カ月を目安とします。もちろん、目標を達成するまでにかかる時間には、個人差があります。ダイエットを始める前にもっとも大切なことは、「どうなりたいのか」という目標設定。目標はダイエットを続けるモチベーションになるからです。

そして、ダイエット開始前の食事スタイルを振り返り、それをどのように変えていくのかを明確にした上で、糖質制限する食事を始めましょう。

本書で取り上げるのは、最初のステージであるウエイトダウン期の取り組み方。ここをクリアすることがダイエットをスムーズに進める鍵となるので、頑張りましょう！

ライザップ式低糖質食の手順

ライザップ式低糖質食のスタートは、目標設定から！
まずは4つのステップをクリアして。

ステップ1 明確な目標を設定

単に「痩せたい！」だけではなく、「5kg痩せたい！」「2カ月後の結婚式までに痩せる！」など、体重や期間を目標にします。具体的な目標設定をすることが肝心です！

ステップ2 自分の食事スタイルを知る

朝ごはんを食べていない、夜は外食が多いなど、自分の食事スタイルはどのようなものかを振り返り、太る原因を理解して、どう改善していけばよいのかを認識します。

ステップ3 主食を抜いてたんぱく質をとる

本書で紹介しているのが、ステップ3の実践法です。外食のとり方を含め、これまでの食事スタイルをどう変えていくのかを考えながら取り組みます。

ステップ4 まずは2週間の継続を！

ライザップ式低糖質食に慣れるまでには約2週間。主食はもちろん、お菓子類など、確実に糖質抜きを実践しましょう。ここを乗り切ると徐々に体重に変化があらわれます！

明確な目標を設定

より具体的な数値目標を立てる

体重やBMI、期間など数値目標を掲げてモチベーションアップ！

ライザップメソッドで最初に行うのが「目標設定」です。とはいえ、2カ月で50kg痩せる！など、どんな目標でもいいのかというと、そうではありません。極端な減量や、もともと体重が少ないのにそれ以上痩せたいといった誤った目標設定は、健康的なダイエットとはいえません。途中で挫折する大きな原因にもなってしまいます。

また、目標設定は、より具体的なほうがモチベーション維持につながります。結婚式までに5kg痩せる、2カ月で10kg痩せる、30代の頃のスリーサイズに戻すなど、ぜひ「数値」で目標を立ててください。

なお、その際に自分のＢＭＩ（ボディ・マス・インデックス）を把握しておきましょう。

ＢＭＩは、体重と身長から肥満度を表す体格指数です。このＢＭＩが18・5～25になるように目標設定するのがひとつの目安です（左ページを参照）。

目標設定のし方

自分のBMIを知り、健康的に取り組むことができる数値目標を設定します。

1 自分のBMIを調べる

ＢＭＩとは、
肥満度を表す指標です。

体重(kg) ÷ 身長(m) ÷ 身長(m) ＝ BMI

あなたのBMI

体重		身長		身長		
kg	÷	m	÷	m	＝	

例 体重が50kgで、身長が160㎝の場合

50kg ÷ 1.6m ÷ 1.6m ＝ 19.5

［BMIの判定］

BMI＝22のときが生活習慣病になるリスクが最も低いとされます。適正体重は、身長（m）×身長（m）×22で求められます。

BMI	判定
18.5未満	低体重（痩せ）
18.5～25未満	普通体重
25以上	肥満

2 時間軸と体重軸で具体的な目標を立てる

たとえば、期間はさておき減量が最優先の場合、ひと月に２～３kg減を目指し、３～４カ月かけて体重を落とします。一方、結婚式までに痩せるなど期間を決めて取り組む場合は、筋肉を減らさず短期間での体脂肪の減量を目指します。

ライザップ式
低糖質食

ステップ2

自分の食事スタイルを知る

1日3食を食べる生活にする

「食べて痩せる」が大前提！

ライザップではこれまでたくさんの方の食事指導をしてきましたが、朝食は食べないという方など、食事スタイルはさまざまです。自分の現在の食事スタイルを知ることは、太る原因を見つけることにつながり、どう改善していけばよいのかが明確になります。

ライザップでは、「食べて痩せる」というのが大前提。だから、糖質コントロールをしながらも「1日3食しっかりとる」という食事スタイルが基本。1日3食とするのは、生命維持のために最低限必要なエネルギーである基礎代謝量を下回らないようにするためです。

とはいえ、無制限にカロリーを摂取していてはダイエットは成功しません。1日に必要なエネルギー量は性別や年齢、運動強度、1日の活動レベルなどにより求められます。たとえばそれが2300キロカロリーの場合、ライザップでは、そこから500〜1000キロカロリーを引いたカロリー摂取をまずは目指します。

「これでは太ってしまう!」三大食スタイル

太る原因をつくる代表的な3つの食事スタイル。あなたは大丈夫？

ダイエッタータイプ

女性やダイエット経験が豊富な人に多くみられる食事スタイル。朝は野菜や果物のスムージー、昼はパスタランチやサラダバーというパターン。そして、夜はお酒や食事をしっかりとってしまい、高脂肪食になりがち。

こう変える!

朝のスムージーをたんぱく質源となるゆで卵、豆腐、納豆などに替えることをおすすめしています。冷えなどに悩んでいる場合、**特に朝はあたたかいものをとる**ように。**スープ**などがよいでしょう。

朝食抜きタイプ

若い世代や独身男性に多くみられるスタイル。朝は出勤前にコーヒーだけ飲み、会社に着いておにぎり１個を食べるというようなパターンです。そして、お昼に丼物、夜にボリュームのある食事をとる人が多いようです。

こう変える!

まずは**朝食をとる習慣を身につけましょう**。朝食でとりたいのはたんぱく質です。おにぎりではなく、**そのまま食べられるサラダチキン**など。**昼と夜はボリュームを抑え**、栄養バランスのよい食事にします。

飲み会重視タイプ

家庭をもつサラリーマンや営業職の人に多くみられるスタイルです。週末は家で食事をとり栄養バランスが整うものの、ウィークデーは外食続き。飲み会が多く、飲酒量が過多、食事に偏りありというパターン。

こう変える!

外食のとり方に気をつけること。肉や魚はとてもよいので、**刺身や焼き鳥など、糖質を含む調味料を使っていないメニュー**をチョイスしましょう。**アルコール**は、グラスを小さくするなどの工夫をして**量を控える**ことが肝心。

ライザップ式
低糖質食

ステップ３

主食を抜いてたんぱく質をとる

米、パン、めん類を控える！

おかずの糖質にも注意が必要です

ステップ２で自分の食事をどう変えていけばよいのかわかったら、早速、低糖質ダイエットを始めましょう。一番大切なことは、糖質の塊といえる主食、ご飯やパンやめん類をとらずにおかずを食べること。そして、１日あたりの糖質を50g以下に抑えることが目標です。糖質の摂取量を制限するのは、たんぱく質源となる肉、魚、大豆製品、あるいは野菜などにも糖質が含まれているため。根菜類やイモ類には糖質が多く含まれているので、とり方を工夫する必要があります。

しっかりとりたいのはたんぱく質です。１日の目安量は体重によって異なります（左ページ参照）。たとえば体重60kgの人の場合、１日にとりたいたんぱく質の目安量は90g。

また、葉野菜、海藻、キノコ類は、糖質がほとんどない上に食物繊維が多いので満腹感をもたらします。主食代わりにたっぷりとりましょう！

糖質とたんぱく質の摂取量の目安

たんぱく質源となるおかずにも、糖質が含まれていることを忘れずに！

1日あたりの糖質量は50g以下に

主食以外の食材で気をつけたい、糖質の多い食材はイモ類、根菜類（126ページ参照）、はるさめ（43ページ参照）、餃子の皮など。

[1食分に含まれる糖質量]

マーボー豆腐	9.6g
レバニラ炒め	6.6g
バンバンジー	3.8g
卵とニラの炒めもの	0.7g
茶碗蒸し	2.4g
ゴーヤチャンプルー	3.0g
ミートオムレツ	8.5g
肉じゃが	30.0g

[主食に含まれる糖質量]

ご飯1膳（150g）	55.2g
うどん（ゆで1玉）	52.0g
そば（生100g）	51.8g
食パン（6枚切り1枚）	26.6g

たんぱく質摂取量は体重に比例

体重(kg) × 1.0〜2.0(g) ＝ 1日あたりのたんぱく質摂取目安量

あなたの理想の1日のたんぱく質摂取目標

体重　　　kg	×	g	＝	g

例 体重が60kgの人の場合

60kg × 1.5g ＝ 90g

たんぱく質90gが1日（3食分）の摂取目標量になります。
※1食の摂取量は30gを目安にしましょう

まずは2週間の継続を！
食事チェックで低糖質を厳守

最初の2週間を乗り越え、モチベーションをキープ！

糖質ＯＦＦは、「糖からエネルギーを得る仕組み」から「脂質からエネルギーを得る仕組み」に変えることでもあります。

糖質源となる主食を抜くと、最初はその仕組みがスムーズに進まず、空腹感に襲われるケースもあります。でも、徐々に慣れてくるので大丈夫！　目安となるのが2週間です。

糖質制限のルールが守れているかをしっかりチェックしましょう（左ページ参照）。

糖質ＯＦＦの方法は一律ではないため、中には夕食だけ主食を抜く、あるいは1日1回主食を抜く、といったことから始めようとする人も少なくありません。

しかし、最初に主食をしっかり抜いてしまうほうが、モチベーション維持には効果的です。

スタートの2週間こそが肝心なのです。ここをしっかり乗り越えましょう！

毎日の食事チェックリスト

低糖質の食事法をきちんと実践できていますか？
定期的に自分の食事をチェックして。

- [ ] 糖質の豊富な食材（米、パン、麺類など）をお休みできていますか？
- [ ] たんぱく質（体重（kg）×1.0〜1.5g）をしっかりとれていますか？
- [ ] 野菜を1日3食、毎食100g以上とれていますか？
- [ ] 水分（女性は2ℓ、男性は3ℓ）をしっかりとれていますか？
- [ ] 朝食を毎日とっていますか？
- [ ] よく噛んで食べていますか？
- [ ] 食事のボリュームは、昼、朝、夜の順になっていますか？
- [ ] 一度の食事を腹8分目にしていますか？
- [ ] 野菜を最初に食べていますか？
- [ ] カロリーをとりすぎていませんか？

目標摂取カロリー＝基礎代謝×身体活動レベル－（500〜1000kcal）

※基礎代謝量の求め方は以下を参考にしてください（ハリス・ベネディクト方程式）。
男性　66＋（体重kg×13.7）＋（身長cm×5.0）－（年齢×6.8）
女性　665＋（体重kg×9.6）＋（身長cm×1.7）－（年齢×7.0）
※身体活動レベルは以下の数値を目安にしてください。
低い（1．5）、普通（1．75）、高い（2．0）

何を食べればいいの？

結果につながる食材選び

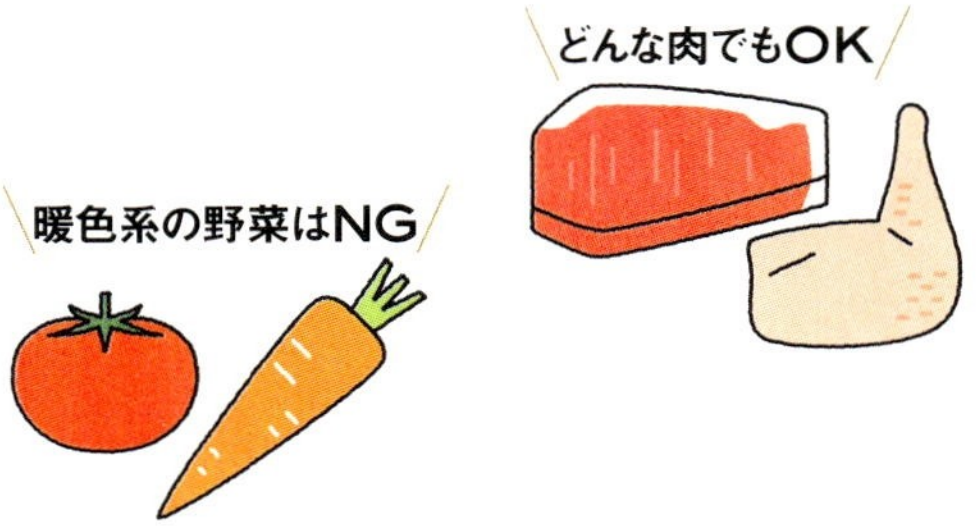

牛肉や豚肉もOK！ 副菜もたっぷりとる

メインのおかずとなるのは、たんぱく質や脂質が多い食材です。肉は低カロリーの鶏のササミやむね肉だけ、と思っていませんか？ いいえ、牛肉や豚肉もOKです！ 高たんぱくの豆腐や納豆などの大豆製品や、魚介類、卵、チーズなどの乳製品もとりましょう。

普通の食事ではわき役となる副菜も、メインのおかずと同じくらいたっぷりとります。栄養価の高い旬の野菜や、キノコ、海藻類は積極的に利用して！ 副菜は食物繊維、ビタミンやミネラルの供給源になります。

ただし、糖質の多い調味料には注意が必要。砂糖やみりん、ケチャップやソースは控えましょう。

暖色系野菜や根菜に注意！

意外なことに、トマトやニンジンには糖質が多く含まれています。カボチャやサツマイモも同様です。「暖色系野菜や根菜は糖質が多い」と覚えておきましょう！

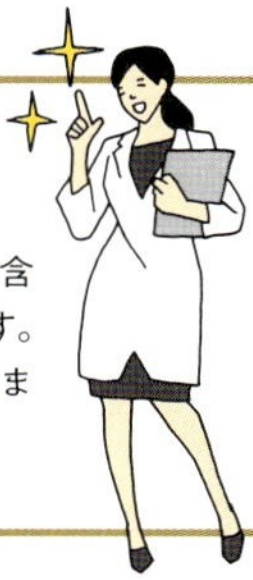

肉・卵・魚介類

肉は赤身、魚は脂ののったものを取り入れてOK!　練り製品は糖質が多いので要注意!

OK ◯

◯サンマ
- 糖質……0.1g
- たんぱく質……24.9g
- エネルギー……299kcal
- 食物繊維……0g

◯鶏むね肉
（皮なし）
- 糖質……0g
- たんぱく質……22.3g
- エネルギー……108kcal
- 食物繊維……0g

◯マグロの赤身
（約10切れ）
- 糖質……0.1g
- たんぱく質……26.4g
- エネルギー……125kcal
- 食物繊維……0g

◯豚肩ロース肉
（赤肉）
- 糖質……0.1g
- たんぱく質……19.7g
- エネルギー……157kcal
- 食物繊維……0g

◯アジ
（約中1尾分）
- 糖質……0.1g
- たんぱく質……20.7g
- エネルギー……121kcal
- 食物繊維……0g

◯牛肩ロース肉
（赤肉）
- 糖質……0.1g
- たんぱく質……19.7g
- エネルギー……173kcal
- 食物繊維……0g

◯ゆで卵
（約2個）
- 糖質……0.3g
- たんぱく質……12.9g
- エネルギー……151kcal
- 食物繊維……0g

◯芝エビ
（約5尾分）
- 糖質……0.1g
- たんぱく質……18.7g
- エネルギー……83kcal
- 食物繊維……0g

◯シラス・ジャコ
- 糖質……0.2g
- たんぱく質……23.1g
- エネルギー……113kcal
- 食物繊維……0g

◯アサリ
（約12個）
- 糖質……0.4g
- たんぱく質……6.0g
- エネルギー……30kcal
- 食物繊維……0g

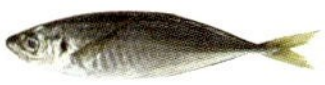

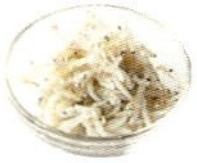

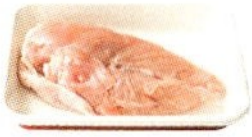

少量 △

△ロースハム
（約5枚）
- 糖質……1.3g
- たんぱく質……16.5g
- エネルギー……196kcal
- 食物繊維……0g

△辛子明太子
（約1腹）
- 糖質……3.0g
- たんぱく質……21.0g
- エネルギー……216kcal
- 食物繊維……0g

△ウインナーソーセージ
（約5本）
- 糖質……3.0g
- たんぱく質……13.2g
- エネルギー……321kcal
- 食物繊維……0g

△ちくわ
（中1本30g）
- 糖質……4.1g
- たんぱく質……3.7g
- エネルギー……36kcal
- 食物繊維……0g

△かまぼこ
（約⅔本）
- 糖質……9.7g
- たんぱく質……12.0g
- エネルギー……95kcal
- 食物繊維……0g

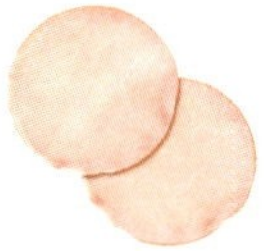

NG ✕

✕はんぺん
- 糖質……11.4g
- たんぱく質……9.9g
- エネルギー……94kcal
- 食物繊維……0g

✕つくだ煮
- 糖質……17.0g
- たんぱく質……14.4g
- エネルギー……77kcal
- 食物繊維……4.1g

✕さつま揚げ
- 糖質……13.9g
- たんぱく質……12.5g
- エネルギー……139kcal
- 食物繊維……0g

※糖質・たんぱく質・カロリー・食物繊維は可食部100gあたりの値です。

野菜・キノコ・果物

野菜やキノコは食物繊維が豊富。果物は糖質が多いので避けましょう。

OK ○

○緑豆モヤシ
（約⅖袋）

糖質	0.8g
たんぱく質	1.6g
エネルギー	12kcal
食物繊維	1.5g

○ホウレンソウ
（約⅓束）

糖質	0.4g
たんぱく質	2.6g
エネルギー	25kcal
食物繊維	3.6g

○キュウリ
（約1本）

糖質	1.9g
たんぱく質	1.0g
エネルギー	14kcal
食物繊維	1.1g

○アボカド
（約⅔個）

糖質	0.9g
たんぱく質	2.5g
エネルギー	187kcal
食物繊維	5.3g

○シイタケ
（約8個）

糖質	1.4g
たんぱく質	3.0g
エネルギー	18kcal
食物繊維	3.5g

○エノキダケ
（約1袋）

糖質	3.3g
たんぱく質	2.8g
エネルギー	22kcal
食物繊維	4.5g

○大根
（皮むき・約⅑本）

糖質	2.3g
たんぱく質	0.5g
エネルギー	18kcal
食物繊維	1.7g

○キャベツ

糖質	3.4g
たんぱく質	1.3g
エネルギー	23kcal
食物繊維	1.8g

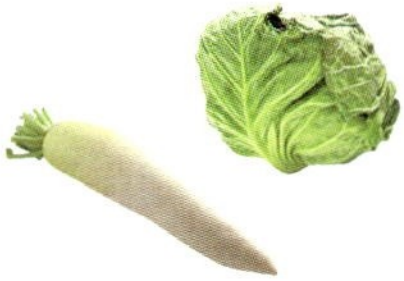

少量 △

△トマト
（約⅔個）

糖質	3.7g
たんぱく質	0.7g
エネルギー	19kcal
食物繊維	1.0g

△ニンジン
（皮むき・約⅔本）

糖質	6.5g
たんぱく質	0.6g
エネルギー	37kcal
食物繊維	3.0g

△西洋カボチャ
（約⅒個）

糖質	17.2g
たんぱく質	1.6g
エネルギー	93kcal
食物繊維	4.1g

△ゴボウ
（約½本）

糖質	7.6g
たんぱく質	1.5g
エネルギー	58kcal
食物繊維	6.1g

△レンコン
（約⅖節）

糖質	13.8g
たんぱく質	1.3g
エネルギー	66kcal
食物繊維	2.3g

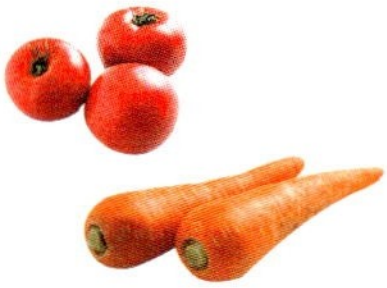

NG ×

×リンゴ

糖質	13.1g
たんぱく質	0.2g
エネルギー	54kcal
食物繊維	1.5g

×ジャガイモ

糖質	16.3g
たんぱく質	1.6g
エネルギー	76kcal
食物繊維	1.3g

×サツマイモ

糖質	35.5g
たんぱく質	1.4g
エネルギー	163kcal
食物繊維	3.5g

×バナナ

糖質	21.4g
たんぱく質	1.1g
エネルギー	86kcal
食物繊維	1.1g

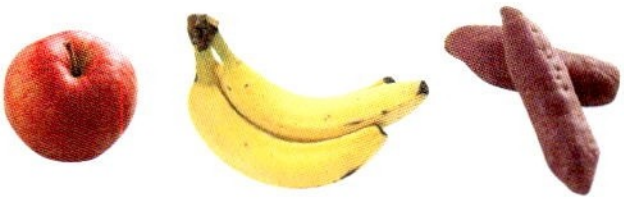

※糖質・たんぱく質・カロリー・食物繊維は可食部100gあたりの値です。

豆・大豆製品・海藻

大豆製品や海藻はミネラルがたっぷり。乾燥大豆は糖質が多いので水煮を使って！

OK ○

○ところてん
（約⅔パック）
糖質……0g
たんぱく質……0.2g
エネルギー……2kcal
食物繊維……0.6g

○厚揚げ
（約½枚）
糖質……0.2g
たんぱく質……10.7g
エネルギー……150kcal
食物繊維……0.7g

○枝豆
（約½袋）
糖質……4.3g
たんぱく質……11.5g
エネルギー……134kcal
食物繊維……4.6g

○モズク
（約⅔パック）
糖質……0g
たんぱく質……0.3g
エネルギー……6kcal
食物繊維……2.0g

○木綿豆腐
（約⅓丁）
糖質……1.2g
たんぱく質……6.6g
エネルギー……72kcal
食物繊維……0.4g

○納豆
（約2パック）
糖質……5.4g
たんぱく質……16.5g
エネルギー……200kcal
食物繊維……6.7g

○ワカメ
（乾燥約20g）
糖質……0.1g
たんぱく質……2.0g
エネルギー……17kcal
食物繊維……5.8g

○油揚げ
（約3枚）
糖質……1.4g
たんぱく質……18.6g
エネルギー……386kcal
食物繊維……1.1g

○焼きのり
（大約33枚）
糖質……8.3g
たんぱく質……41.4g
エネルギー……188kcal
食物繊維……36.0g

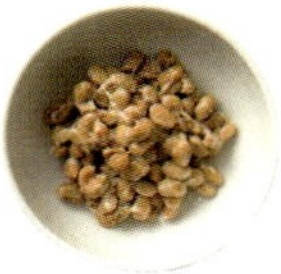
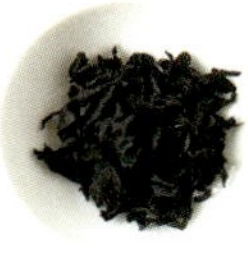
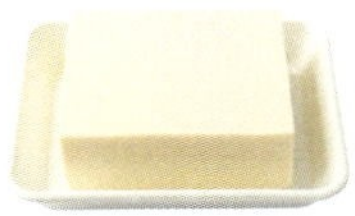
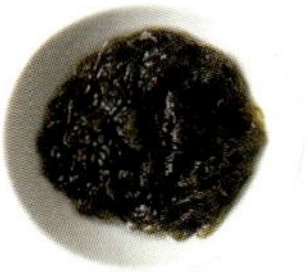

少量 △

△あずき水煮
糖質……12.4g
たんぱく質……8.9g
エネルギー……143kcal
食物繊維……11.8g

△そら豆
（約1カップ）
糖質……12.9g
たんぱく質……10.5g
エネルギー……112kcal
食物繊維……4.0g

△グリーンピース
（約25さや）
糖質……11.3g
たんぱく質……5.6g
エネルギー……98kcal
食物繊維……5.9g

△ヒヨコ豆
（約⅔カップ）
糖質……15.8g
たんぱく質……9.5g
エネルギー……171kcal
食物繊維……11.6g

NG ×

×つぶあん
糖質……48.3g
たんぱく質……5.6g
エネルギー……244kcal
食物繊維……5.7g

×はるさめ
糖質……80.9g
たんぱく質……0.2g
エネルギー……345kcal
食物繊維……3.7g

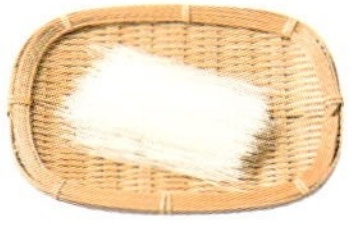

調味料・油脂・酒類

油脂類は上手に使えばダイエットの味方に。お酒は蒸留酒を選びましょう。

OK ○

○オリーブ油
（約大さじ8）
糖質……0g
たんぱく質……0g
エネルギー……921kcal

○ゴマ油
（約大さじ8）
糖質……0g
たんぱく質……0g
エネルギー……921kcal

○ウイスキー
（約シングル3杯）
糖質……0g
たんぱく質……0g
エネルギー……237kcal

○焼酎
（約$\frac{1}{2}$カップ）
糖質……0g
たんぱく質……0g
エネルギー……206kcal

○糖質ゼロビール
（350mlの約$\frac{2}{5}$缶）
糖質……0〜0.4g
たんぱく質……0.3g
エネルギー……40kcal

○バター
糖質……0.2g
たんぱく質……0.6g
エネルギー……745kcal

○塩
（約大さじ5）
糖質……0g
たんぱく質……0g
エネルギー……0kcal

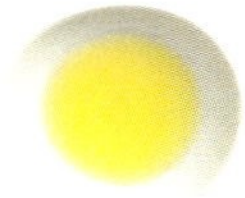

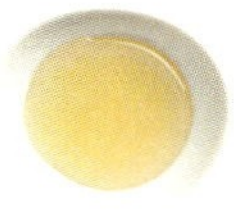

少量 △

△マヨネーズ
（約大さじ8）
糖質……1.7g
たんぱく質……1.5g
エネルギー……703kcal

△辛口みそ
（約大さじ5）
糖質……17.0g
たんぱく質……12.8g
エネルギー……196kcal

△しょうゆ
（約大さじ5）
糖質……10.1g
たんぱく質……7.7g
エネルギー……71kcal

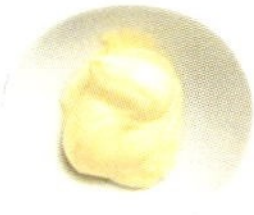

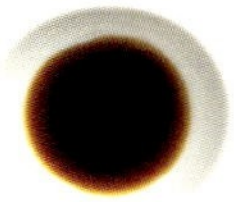

NG ×

×ビール
糖質……3.1g
たんぱく質……0.4g
エネルギー……46kcal

×紹興酒
糖質……5.1g
たんぱく質……1.7g
エネルギー……127kcal

×日本酒
糖質……3.6g
たんぱく質……0.4g
エネルギー……109kcal

×果実系カクテル
糖質……8.6g
たんぱく質……およそ0g
エネルギー……0〜50kcal

×みりん
糖質……43.2g
たんぱく質……0.3g
エネルギー……241kcal

×ケチャップ
（約大さじ8）
糖質……25.6g
たんぱく質……1.7g
エネルギー……119kcal

※マーガリンは糖質は0ですが、トランス脂肪酸が含まれているため
ライザップではNG食材です。
※糖質・たんぱく質・カロリー・食物繊維は100gあたりの値です。

糖質が意外と多い食材 〝種類別〟ベスト3

肉・卵・魚介類	
1位	さつま揚げ
2位	はんぺん
3位	明太子

野菜・キノコ・果物	
1位	トウモロコシ
2位	ニンジン
3位	トマト

豆・大豆製品・海藻類	
1位	はるさめ
2位	あずきあん
3位	ヒヨコ豆

調味料・油脂・酒類	
1位	焼肉のタレ
2位	中濃ソース
3位	ケチャップ

低糖質なのはどっち?

○ マヨネーズ	VS	× 低カロリーマヨネーズ
○ 木綿豆腐	VS	× 絹豆腐
○ タマネギ	VS	× 長ネギ
○ 穀物酢	VS	× 米酢
○ 赤ワイン	VS	× 白ワイン
○ ナタデココ	VS	× タピオカ
○ ゼラチン	VS	× 寒天
○ アーモンドミルク	VS	× ライスミルク

焼く、ゆでる、蒸す

調味料を活用して飽きない食事に

調味料のバリエで糖質ＯＦＦを楽しく！

糖質ＯＦＦでは、焼く、ゆでる、蒸すなどシンプルな調理法が鉄則。素揚げはＯＫですが、天ぷらやフライなどの揚げ物はＮＧ。衣には糖質が多く含まれるからです。

煮物を作るときは、だしを利かせるなど、糖質の少ない薄い味付けにしてください。

上手に使いたいのが調味料です。また、桜エビ、のり、カツオ節、塩昆布などは、うま味がアップするお助け食材。いろいろ組み合わせて利用しましょう（左ページ参照）。

ダイエットに不向きとされるマヨネーズは味付け程度ではＯＫです。とんかつソースやケチャップなど、甘い調味料は控えてください。

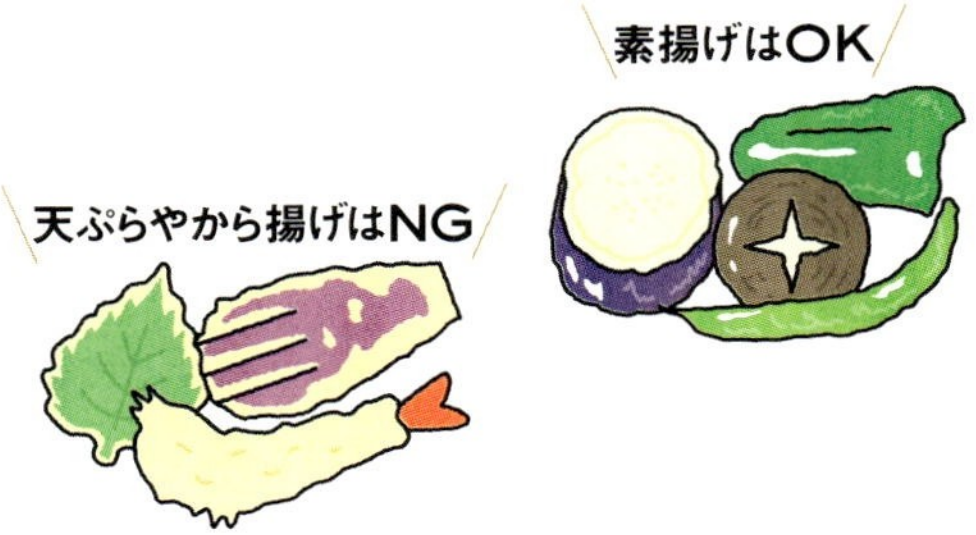

低カロリーでも要注意です！

ダイエット中だからといって、マヨネーズやドレッシングを低カロリーや低脂肪のものにするのはおすすめできません。脂質を減らす分、糖質がプラスされていることがあるので気をつけて！

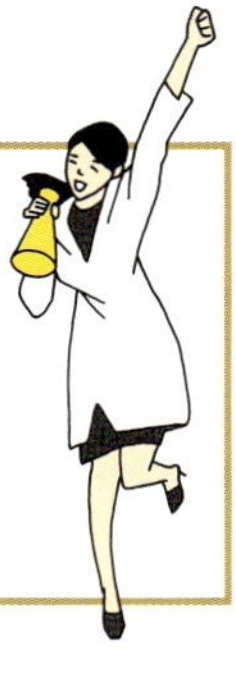

調味料を上手に活用しよう

OKな基本調味料

- ◯辛口みそ
- ◯ハーブソルト
- ◯オリーブ油
- ◯しょうゆ
- ◯天然塩
- ◯バター
- ◯酢（穀物酢）
- ◯マヨネーズ

OKな香辛料

- ◯粒マスタード
- ◯からし
- ◯ショウガ
- ◯ニンニク
- ◯トウバンジャン
- ◯ワサビ
- ◯カレー粉

OKなお助け食材

- ◯焼きのり
- ◯桜エビ
- ◯梅干し
- ◯いりゴマ
- ◯塩昆布
- ◯青のり
- ◯カツオ節

いろいろ試して飽きない味付けに

組み合わせ例 1

◯しょうゆ
＋
◯ワサビ
＋
◯焼きのり

組み合わせ例 2

◯マヨネーズ
＋
◯カレー粉

組み合わせ例 3

◯カレー粉
＋
◯いりゴマ

組み合わせ例 4

◯しょうゆ
＋
◯酢
＋
◯ショウガ
＋
◯オリーブ油

組み合わせ例 5

◯天然塩
＋
◯粒マスタード

上手に活用したいスポット

コンビニの低糖質食品の選び方

食品の糖質量を表示ラベルでチェック！

コンビニやスーパーで販売されている惣菜やお弁当は、きちんと選べば低糖質メニューになります。でも、いろいろな食材が使われているので、糖質が高いかどうかがわかりにくいもの。そこで確認したいのが、商品のパッケージに付いている栄養成分や原材料の表示です。

栄養成分表示では糖質量を、原材料表示では高糖質の食材が使われていないかをチェックできます。原材料は重量の多い順に記載されています。

調理の手間の必要ない低糖質食品は、ゆで卵、冷や奴、おでん（練り製品を除く）など。ドレッシング別添えのサラダを購入し、のりやゴマをトッピングしてもよいでしょう。

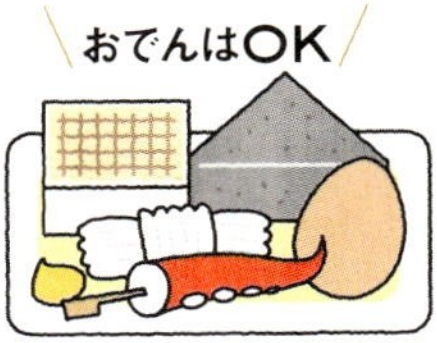

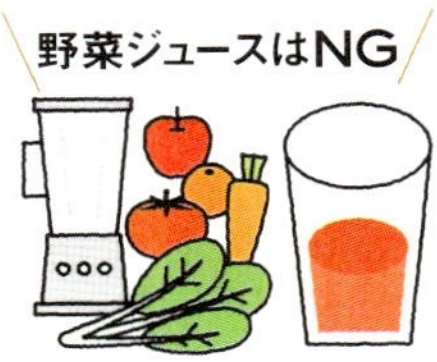

野菜はジュースではなく食事でとって！

野菜の代わりに野菜ジュースを飲む人がいますが、それは要注意です。野菜ジュースには果物が加えられていることもあり、含まれる糖質が10g以上のことも！　トマトジュースも同様です。

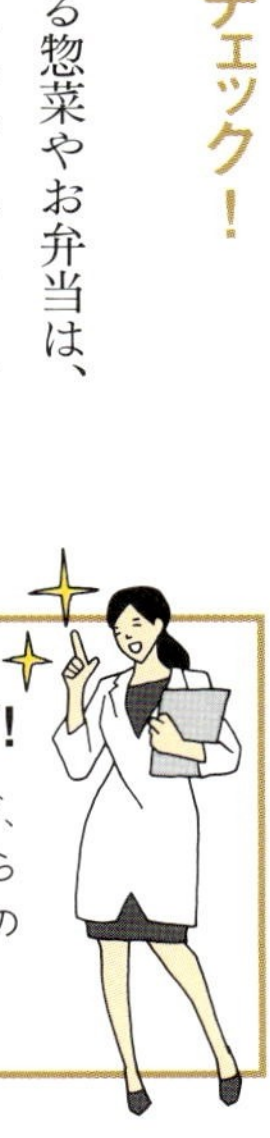

食品ラベルで糖質をチェック!

低糖質の食品を選ぶ際は、栄養成分と原材料で糖質の有無、量を確認します。

栄養成分表示を見れば糖質量がわかる!

食品の栄養成分表示に糖質量の記載がない場合は、炭水化物の量から食物繊維の量を引きましょう。それが糖質量です。わからない場合は、メーカーに問い合わせてみましょう。

[栄養成分の表示例]

栄養成分表示（1袋あたり）			
エネルギー(kcal)	155	食物繊維（g）	1.4
たんぱく質（g）	3.6	ナトリウム（mg）	1.3
脂質（g）	5.9	塩分相当量（g）	3.3
糖質（g）	21.1		

高糖質な食材と甘味料の種類をチェック!

糖質が多い商品かどうかは、使われている食材を見ることでもわかります。砂糖、小麦粉、ジャガイモなどは、糖質の多い食材です。甘味料は天然成分のものを選びましょう。

[原材料の表示例]

●名称　五目あんかけ焼きそば

●原材料名　焼きそば、あんかけダレゼラチン（調味液、オイスターソース、チキンブイヨン、ゼラチン、しょうゆそのほか）、野菜炒め（白菜、モヤシ、ニンジン、たけのこ、植物油、清酒風調味料、オイスターソース）、タレ（オイスターソース、チキンブイヨン、調味液そのほか）、エビ、ほたて、イカ、きくらげ、小松菜、増粘剤（加工でんぷん）、pH調整剤、調味料（アミノ酸等）、グリシン、かんすい、着色料（カラメル、クチナシ）、乳化剤、甘味料（ステビア）、保存料（ソルビン酸K）

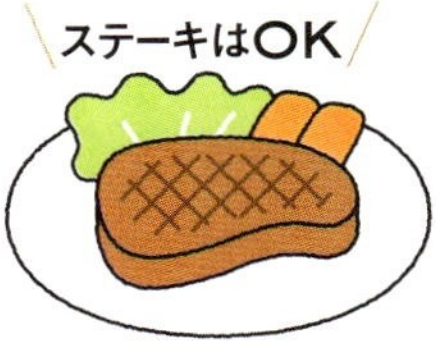

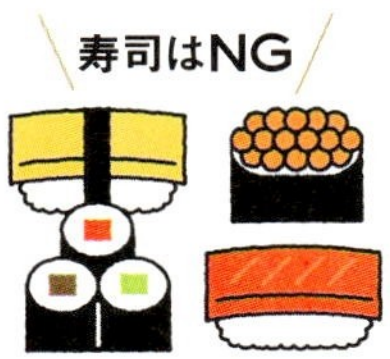

上手に糖質ＯＦＦする

太らない外食のとり方

洋食や鍋物は糖質OFFに向いた料理

ハンバーグやステーキなど、洋食は和食のように砂糖やみりんが使われることが少ないので、糖質ＯＦＦに向いた料理といえます。

オリーブ油をふんだんに使うイタリアンも、生ハムやカルパッチョ、肉や魚のグリルなど、おすすめのものが多くあります。ただし、パンはもちろん、パスタ、ピザ、グラタン、ドリアは控えましょう。フライドポテトやマッシュポテトなどの付け合わせも同様です。

寿司屋やとんかつ屋へ足を運ぶのはお休みしましょう。鍋物は、葉野菜やたんぱく質がたっぷりとれる、もってこいのメニューです。

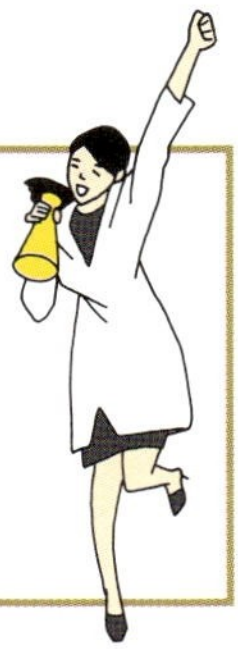

中華は点心やとろみ系料理がNG

メニュー選びで迷ってしまうのが中華料理。青菜炒めやレバニラ炒めなど、炒めものでとろみのついたものは避けましょう。餃子や春巻きの皮も要注意。点心には手を出さないようにしたほうが無難。

ジャンル別　外食のとり方

外食の際は注意が必要。上手にとって糖質OFFを実践！

定食屋では

焼き魚や刺身がおすすめ！ 小鉢でボリュームを調整

焼き魚にみそ汁という和定食はまさに健康食。でもご飯は控えたいので、あらかじめ遠慮する旨を伝えましょう。煮魚よりも刺身や焼き魚。肉類は塩、コショウ、しょうゆなどのシンプルな味付けのものをチョイス。主食抜きでボリュームが足りないときは、豆腐や野菜のお浸しなどの小鉢を注文します。

焼き肉屋では

肉類は塩で食べる！ ホルモンは高糖質食材

焼き肉を食べてもOKです！　ただし、カルビもロースも塩で注文してください。タレには糖質がいっぱい！　キムチも糖質が多いので避けたほうがよいです。ホルモンは、臭みを消すのに酒が振られたり、味付けにみりんや砂糖が使われることが多いので、高糖質の食材と考えたほうがよいでしょう。

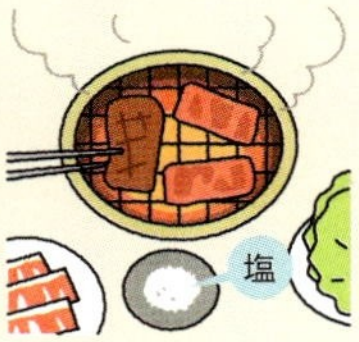

ファミレスでは

高糖質の付け合わせに要注意！ たんぱく質がとれるサラダを

セットメニューではなく、単品の組み合わせにするとダイエットに必要な栄養素をバランスよくとることができます。サラダを注文するなら、卵やハムなどたんぱく質源が添えられているものに。フライや甘辛いタレのおかず、デミグラスソースやホワイトソースは避けましょう。付け合わせのイモ、パスタ、コーンなどにも注意して。

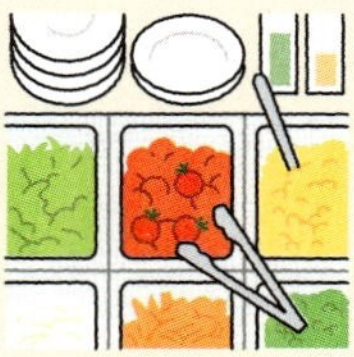

ファストフードでは

ドリンク類に気をつけて！ 炭酸飲料はNG

ファストフードの代表格といえばハンバーガー。でもパンはNGなので、サラダなどのサイドオーダーにします。また、ファストフードで気をつけたいのはドリンク類。炭酸飲料やジュース類は糖質が多いのでNG。無糖の紅茶やコーヒーはOKですが、カフェインが入っているので控えめに。

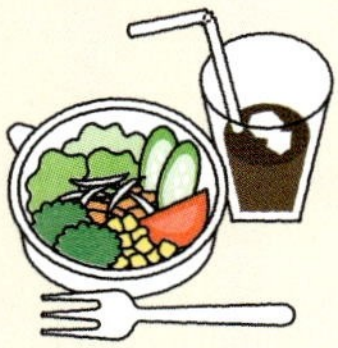

ダイエット中でも楽しめる

宴会での飲み方&食べ方

飲むなら蒸留酒、おつまみは低糖質メニューに

糖質ＯＦＦでは、焼酎、ウイスキー、テキーラなどの蒸留酒であればアルコールを飲んでもかまいません。

でも、飲みすぎには要注意。飲みすぎると、ボディメイクを進める上で支障が出ます。たとえば筋肉を壊したり、肝臓の働きを弱めたり、満腹中枢が鈍くなり食べすぎてしまったり……。

また、アルコールには利尿作用があるので、必要な水分が体から奪われてしまいます。

日本酒、ビール、紹興酒などの醸造酒は、糖質を含むので避けたいところ。おつまみは、左ページを参考に糖質ＯＦＦしましょう。

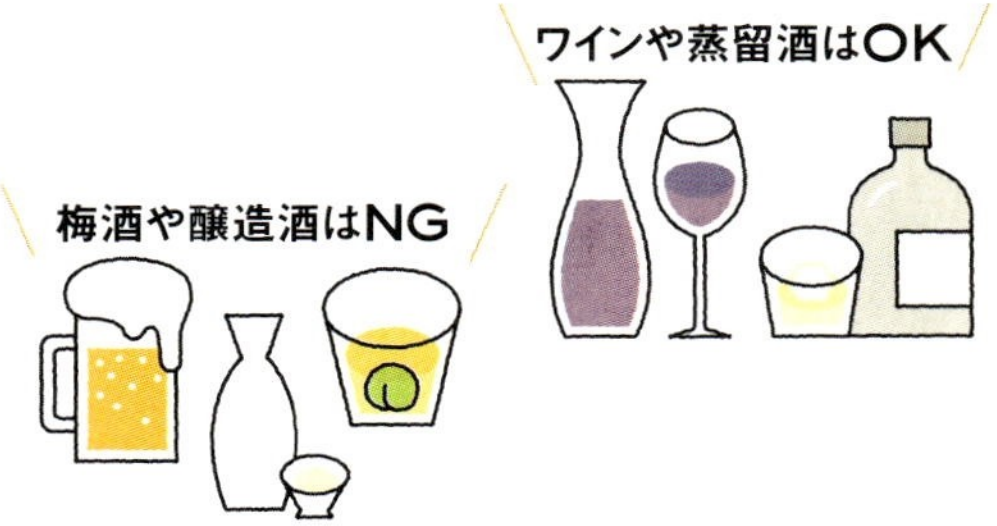

赤ワインはOK、梅酒はNGです！

ワインを飲むなら白よりも赤。糖質の少ない辛口を選びましょう。梅酒は糖質が多いので避けたほうが無難。また、ノンアルコールでも糖質が含まれていないとは限らないので注意して！

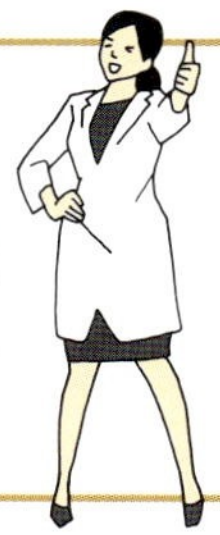

居酒屋メニューの上手な選び方

居酒屋は単品メニューで注文できるので便利。味付けや調理法に気をつけて選んで。

食べてもOKなメニュー

◎焼き魚

ベストは塩焼きです。西京漬けや照り焼きは、みりんなどの糖質が使われています。

◎刺身

赤身、白身、貝類、甲殻類などなんでもＯＫ。大根のツマは糖質がやや多いので控えて。

◎だし巻き

卵料理も良質のたんぱく質源。味付けは甘くなく、だしを利かせたものに。

◎サラダ

糖質は根菜に多いので、葉野菜のサラダに。ドレッシングではなくマヨネーズで。

◎焼き鳥

甘辛いタレには糖質がいっぱい。タレではなく塩を選びましょう。砂肝やレバーもＯＫ。

◎冷や奴や湯豆腐

低カロリーでヘルシー。塩やしょうゆであっさりといただきましょう。

◎あらびきソーセージ

たんぱく質たっぷりの低糖質食品。衣がついたアメリカンドッグはＮＧです！

◎青菜のお浸し

葉野菜は、ビタミンやミネラルも豊富な低糖質食材です。

◎枝豆

居酒屋料理の定番。低カロリーで高たんぱく。食物繊維も豊富。

◎厚揚げ

シンプルに焼いてあるだけのものがベスト。しょうゆや七味唐辛子をかけて。

気をつけたいメニュー

×ポテトサラダ

イモ類の中でも糖質の多いジャガイモは、カロリーも高め。

×バターコーン

食物繊維は多いものの、トウモロコシが高糖質食材なので控えたいメニュー。

×モツ煮込み

たんぱく質は多くても、甘辛い味付けで煮込んであるので糖質は高め。

×モロキュウ

キュウリは低糖質食材でも、梅肉がついていると高糖質食に。

忙しくて食事がとれない人に

サプリメントの上手なとり方

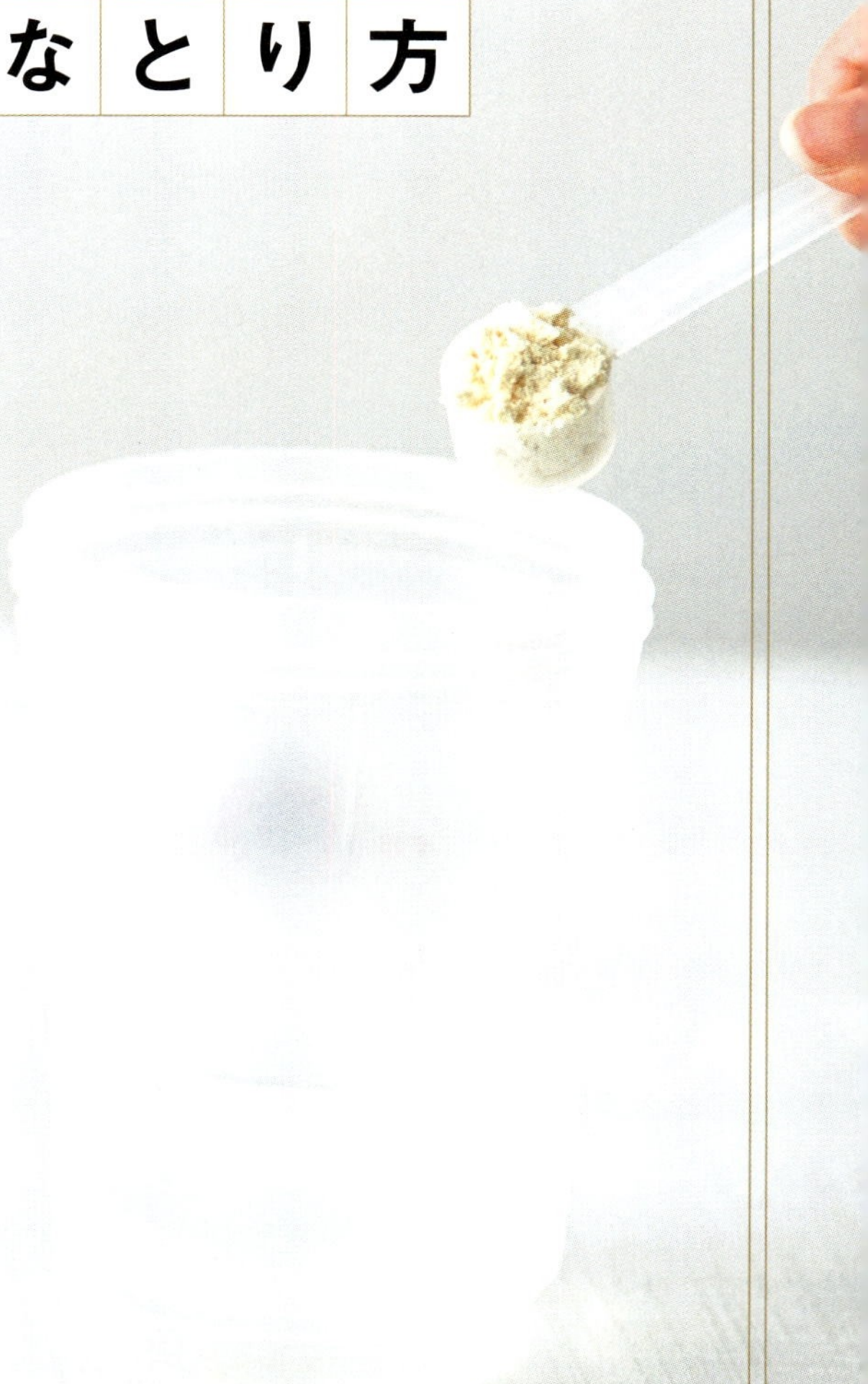

プロテインで たんぱく質を補給して

糖質ＯＦＦを進める中で、どうしても忙しくて食事をとれな

上手に使いたい3つのサプリ

1 糖質抑制サプリ

糖質好きの人は、どうしても糖質摂取に偏りがち。それをサポートするサプリを利用して糖質の吸収を抑制しましょう。関係する成分はギムネマ、サラシアなど。

2 腸内環境を改善するサプリ

ダイエットに必要な栄養を効率よく吸収するには、腸内環境をよくすることも大切。食事量が少なくなれば食物繊維も不足するので、それを補うサプリとして乳酸菌サプリメントなどがおすすめです。

3 燃焼系サプリ

体脂肪率が高い人、筋肉量が少ない人、身長が低い人などは代謝が低いので、ダイエット効果が出にくいもの。代謝を高める燃焼系サプリがおすすめです。関係する成分はカプサイシン、アミノ酸など。

いという人、あるいは、そのせいでなかなかダイエット効果が出ないという人には、プロテインやサプリメントの利用をおすすめしています。たんぱく質が不足するため、補う必要があるからです。寝る前や間食代わりに用いると、より効果的です。

運動との関係でいうと、トレーニング後30分以内や翌朝は筋肉を修復するために体がたんぱく質を求めます。だから、効率的にたんぱく質を補う必要があります。

そのほか低糖質ダイエットと相性のよいサプリメント（上記参照）も効果的です。

COLUMN

ライザップ
管理栄養士・
芦野さんに聞く!

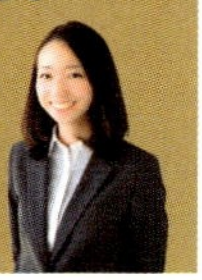

ライザップのスタッフは、どんなものを食べているの？

スタッフはライザップメソッドの研修において、実際に糖質OFFと筋トレのライザッププログラムを体験しています。そうすることでゲストの気持ちにより共感できると信じているからです。また、そこで体得した深い知識と太らない体づくりの習慣により、研修後も日常的に健康管理をしています。

よくご質問をいただくのは、「小腹が空いたときはどうしているの？」ということ。ライザップメソッドでは、間食はOK！　ただし量や内容に気をつけるのが鉄則です。常備するのはコンビニで手軽に買えるチーズ、アーモンド、ゆで卵。チーズと卵は良質のたんぱく質源、アーモンドはビタミンやミネラル、食物繊維を含み、くるみより脂質が少ないのでおすすめです。ランチはお弁当を持参したり、主食抜きの外食にしたり、さまざま。自身のボディメイクに合わせて、糖質も取り入れます。お弁当の中身はサラダに鶏肉などのたんぱく質源のコンビネーションが定番です。社内の歓送迎会などではケータリングをよく利用します。鴨のむね肉とかサラダなど。付け合わせのフライドポテトは別皿によけることもしばしば。飲食店で飲み会をするなら焼き鳥屋か焼き肉屋。乾杯は「とりあえずビール」ではなく、糖質OFFの「ハイボール」です！

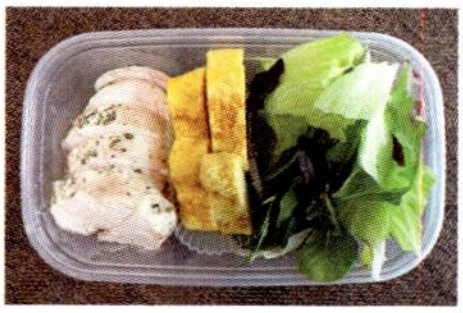

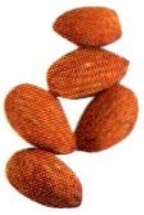

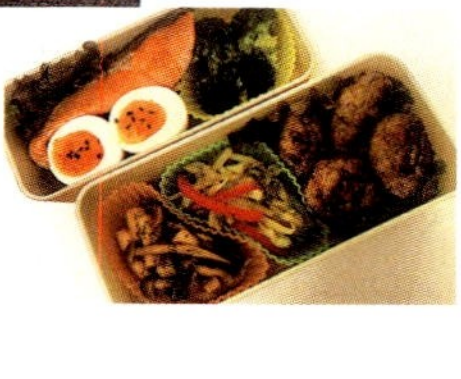

PART 3

食べて痩せる低糖質レシピ

朝食に大活躍の作り置きスープ、
野菜たっぷりのライザッププレート、
たんぱく質たっぷりおかずやスイーツなど42レシピを収録！

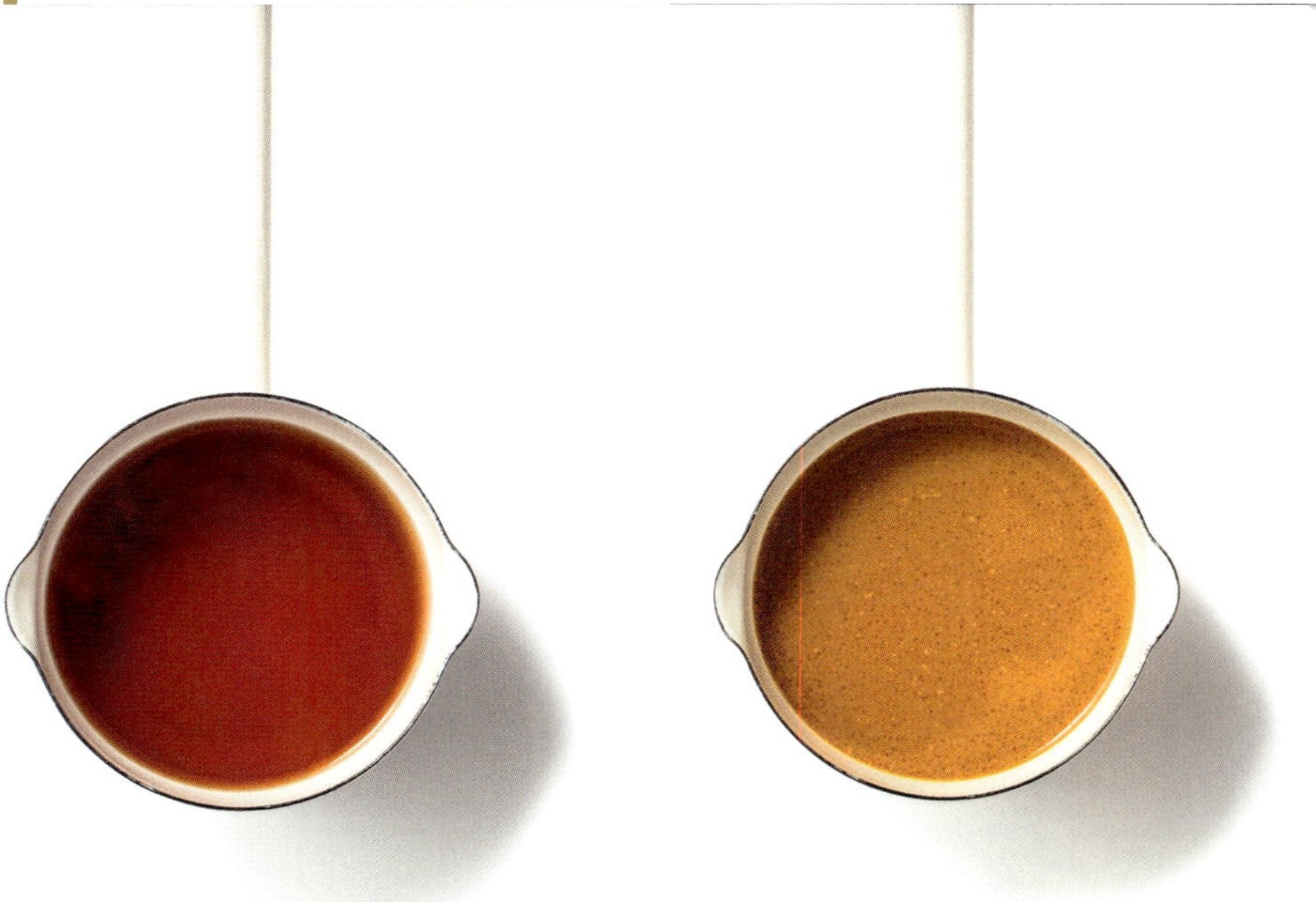

だしスープ

■ 材料（2人分）

だし汁……1と½カップ
酒……小さじ1
しょうゆ……大さじ1と½

■ 作り方

鍋にだし汁を入れて中火にかけ、ふつふつとしてきたら、酒、しょうゆを加えて混ぜる。

糖質	1.5g	たんぱく質	1.8g
エネルギー	17kcal	脂質	0.2g

カレースープ

■ 材料（2人分）

コンソメ（顆粒）……固形1個分（4g）
めんつゆ（2倍濃縮タイプ）
……大さじ2（30g）
カレー粉……小さじ1（5g）

■ 作り方

鍋に水1と½カップを入れて中火にかけ、ふつふつとしてきたら、コンソメ、めんつゆ、カレー粉を加えて混ぜる。

糖質	4.2g	たんぱく質	1.0g
エネルギー	28kcal	脂質	0.4g

作り置きしておきたい！

ベーススープ4種

**4種類のスープストックはどれも低糖質です。
味のバリエーションもつくので、
飽きのこない朝のスープ生活が送れます。**

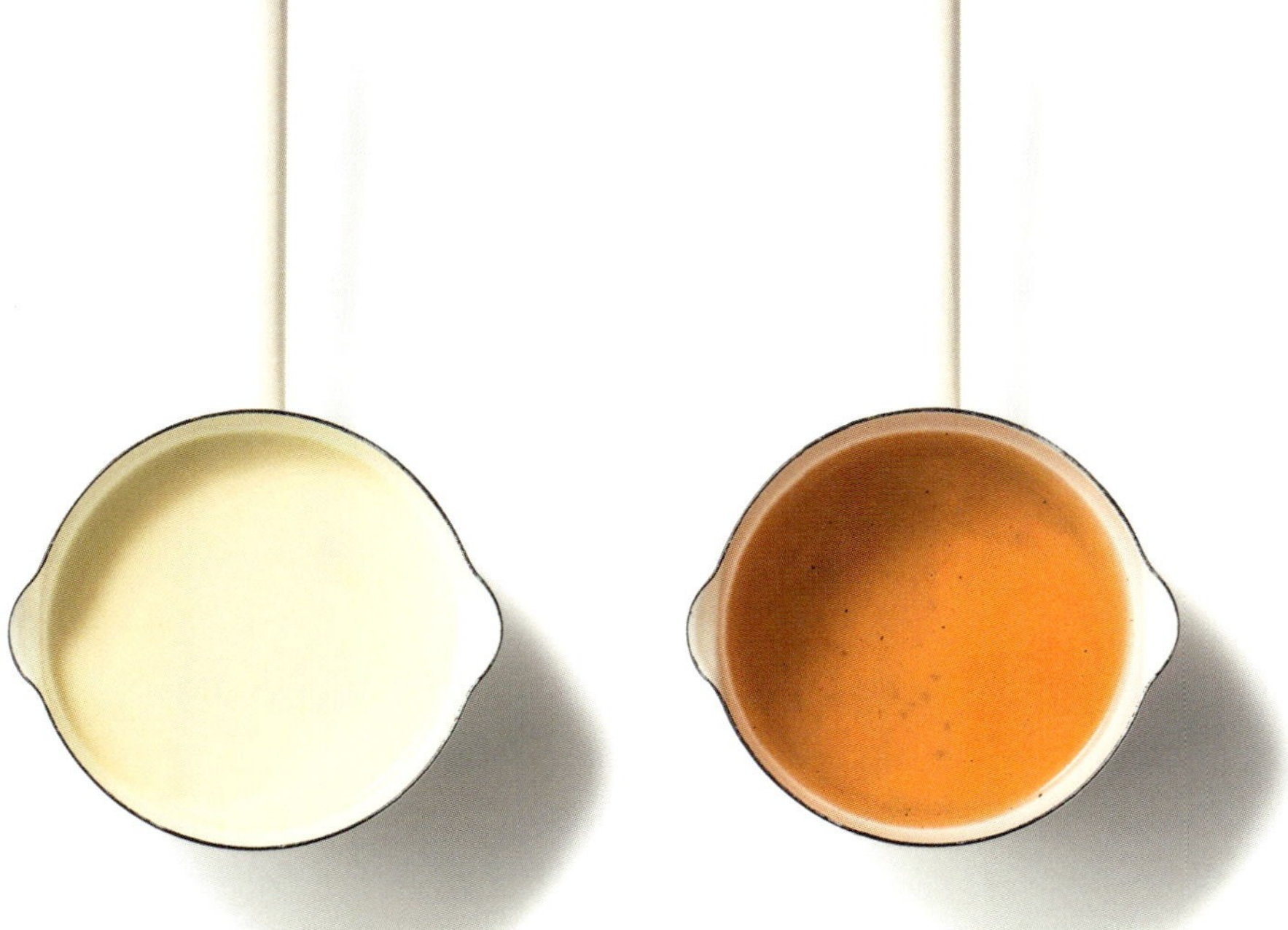

豆乳クリームスープ

■ 材料（2人分）

無調整豆乳……1カップ
コンソメ（顆粒）……固形1個分（4g）
塩・コショウ……各少々

■ 作り方

鍋に水½カップ、無調整豆乳、コンソメを入れて中火にかけ、沸騰しないように気をつけ、ふつふつとしてきたら、塩・コショウで味をととのえる。

糖質	3.9g	たんぱく質	3.9g
エネルギー	52kcal	脂質	2.2g

コンソメスープ

■ 材料（2人分）

コンソメ（顆粒）……固形1個分（4g）
しょうゆ……小さじ½
コショウ……少々

■ 作り方

鍋に水1と½カップを入れて中火にかけ、ふつふつとしてきたら、コンソメ、しょうゆを入れ、コショウを加えて味をととのえる。

糖質	1.1g	たんぱく質	0.3g
エネルギー	6kcal	脂質	0.1g

具材を入れるだけででき上がり!

たんぱく質たっぷりスープ

スープの具材として使いたいのは、
肉や豆腐などのたんぱく質源です。
体もあたたまり、代謝も高まります。
野菜類でビタミンや食物繊維をプラス。
具材は冷凍&冷蔵保存しておけば便利。

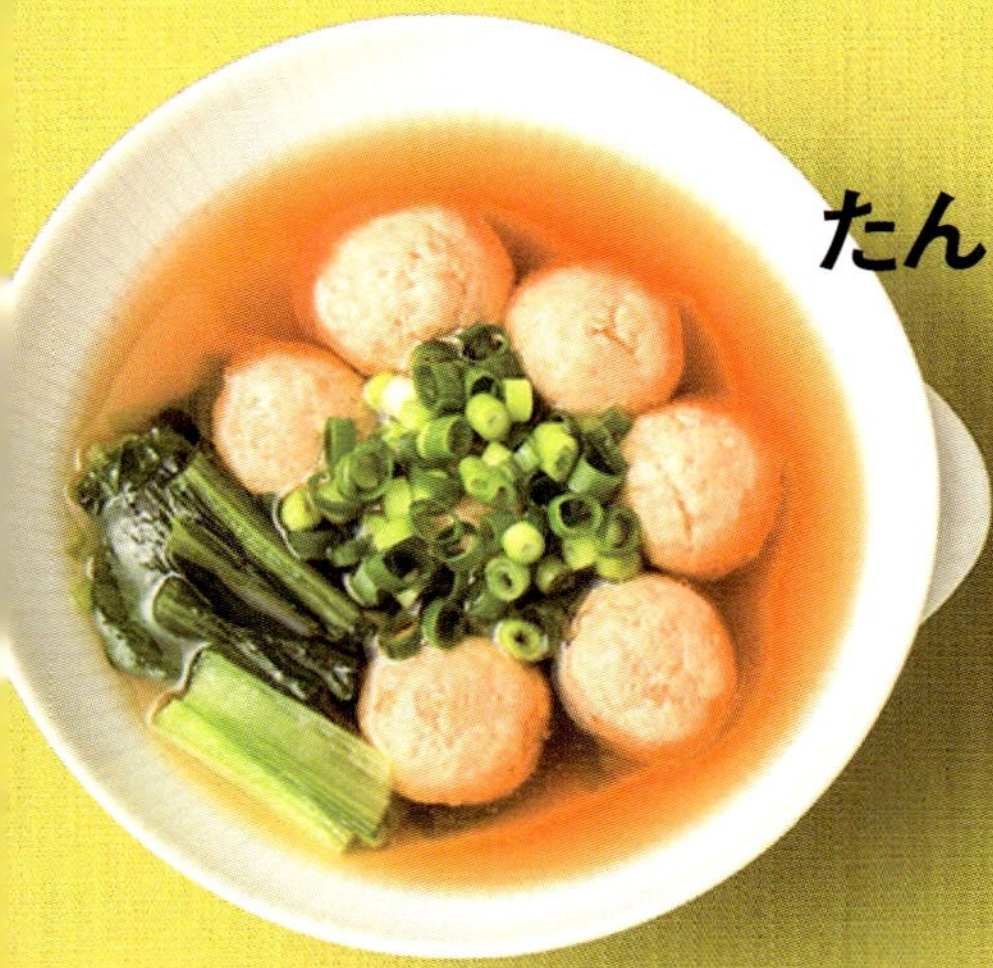

鶏肉のだしも利いた体にやさしい味

肉団子スープ

■ **材料(2人分)**

だしスープ……3カップ
鶏ひき肉……150g
おから……50g
小松菜……2株
青ネギ……2本

■ **作り方**

1 ボウルに鶏ひき肉、おからをよく混ぜ合わせて、団子状に丸め、沸騰したお湯に入れ、よくゆでる。
2 小松菜は長さ3cmに切り、青ネギは小口切りにしておく。
3 鍋にだしスープを入れ、1と小松菜を加えてひと煮立ちさせる。
4 器に盛り、青ネギを散らす。

糖質	5.3g	たんぱく質	21.0g
エネルギー	196kcal	脂質	7.5g

スープの具材はコレ!

鶏ひき肉に加え、豆腐よりも糖質の少ないたんぱく質源のおからも使用。食物繊維もしっかりとれます。

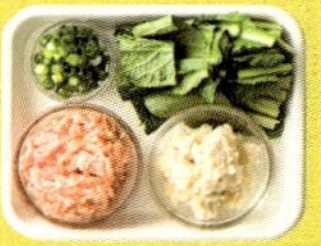

脂肪燃焼にかかわるビタミンB_1がたっぷり

豚肉のカレースープ

■ **材料(2人分)**

カレースープ……3カップ
豚ロース薄切り肉……200g
白菜……50g
ホウレンソウ……2株

■ **作り方**

1 豚肉は食べやすい大きさに切る。
2 白菜は長さ3cmの細切りに、ホウレンソウは長さ3cmに切る。
3 鍋にカレースープを入れ、すべての具材を入れて肉に火が通るまで煮る。

糖質	8.0g	たんぱく質	21.8g
エネルギー	320kcal	脂質	20.0g

スープの具材はコレ!

豚肉は脂肪燃焼を助けるビタミンB_1の宝庫。ホウレンソウや白菜には免疫力を高める成分が豊富です。

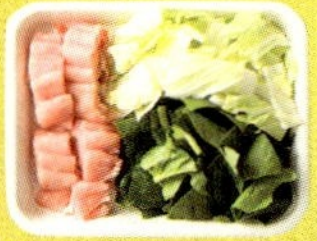

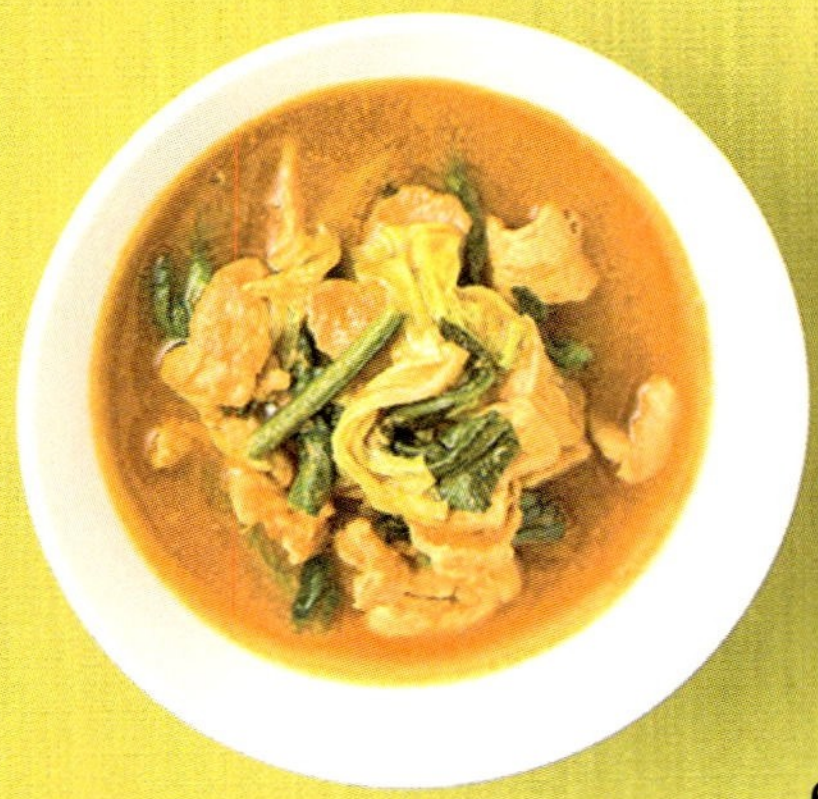

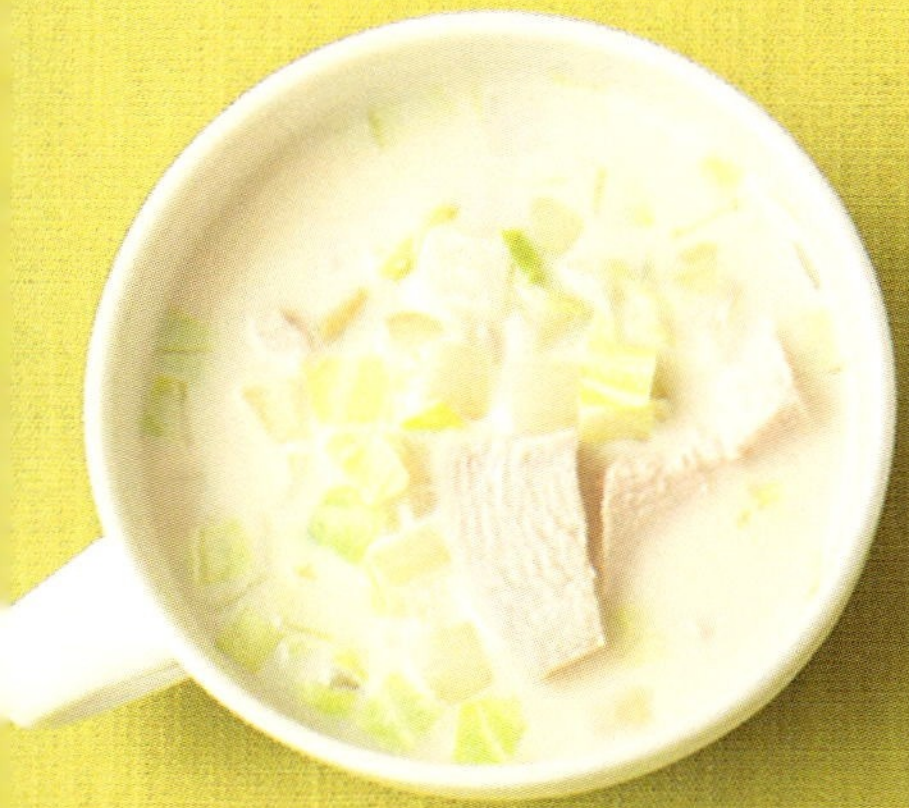

鶏肉と豆乳でたんぱく質をたっぷり補給

鶏肉たっぷり豆乳スープ

■ **材料（2人分）**

豆乳クリームスープ……3カップ
鶏むね肉……1枚（200g）
キャベツ……¼個（100g）
タマネギ……¼個
塩……大さじ1

■ **作り方**

1 鶏肉は皮を取り除いておく。キャベツ、タマネギは、1cm角の大きさに切る。
2 鍋に鶏肉が浸るくらいの水と塩を入れてよく混ぜ、鶏肉を加え火にかける。沸騰したら火を止め、ふたを閉め10分置く。取り出し、食べやすい大きさに切る。
3 別の鍋に豆乳クリームスープ、キャベツ、タマネギを入れてひと煮立ちさせ、鶏肉を加えて温める。

糖質 ……………… 10.0g	たんぱく質 ……… 30.5g
エネルギー …… 224kcal	脂質 ……………… 5.7g

スープの具材はコレ！

鶏むね肉は脂質が少なくヘルシー。キャベツはビタミンCのほか、胃腸の働きを助けるビタミンUも含有。

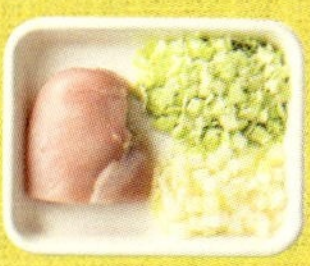

植物性たんぱく質入りのファイバースープ

豆腐と野菜のコンソメスープ

■ **材料（2人分）**

コンソメスープ……3カップ
絹豆腐……⅓丁（100g）
キャベツ……¼個（100g）
赤パプリカ……½個
ブロッコリー……20g

■ **作り方**

1 キャベツ、ヘタと種を取り除いたパプリカは、それぞれ1cm角に切る。ブロッコリー、豆腐は食べやすい大きさに切る。
2 鍋にコンソメスープを入れ、キャベツ、パプリカ、ブロッコリーを加え、やわらかくなったら豆腐を入れひと煮立ちさせる。

糖質 ……………… 6.8g	たんぱく質 ……… 4.4g
エネルギー …… 66kcal	脂質 ……………… 1.9g

スープの具材はコレ！

パプリカやブロッコリーなどの緑黄色野菜は、抗酸化作用をもつβカロテンが豊富。血行もよくなります。

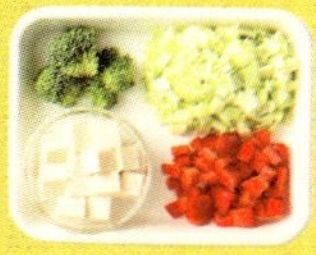

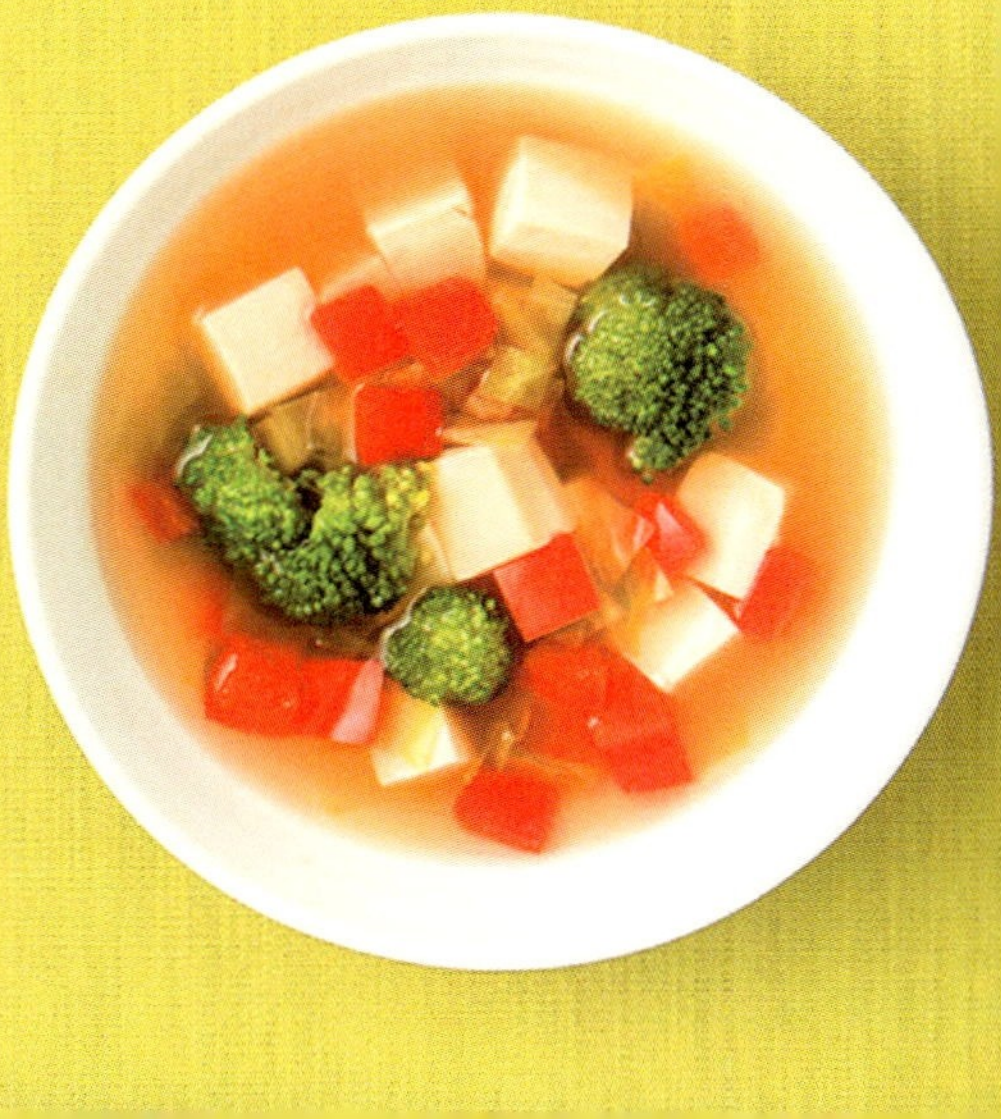

作り置き

ベーススープ保存&活用術

ベーススープは、一度にたくさん作って小分け冷凍しておくと便利です。

保存術

作ったスープは冷まして 1回に使う量を小分け冷凍

冷凍する際は、タッパーや保存袋を使います。１回分の量を冷凍して、使い切るようにするのが楽。冷凍したベーススープは１カ月以内に使い切るようにしましょう。58-59ページで紹介した以外では、みそベースもおすすめです。

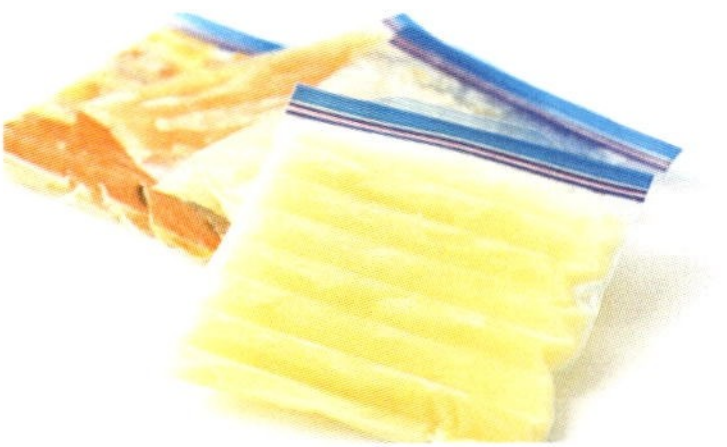

いくつかの種類を作って冷凍し、いろいろな味を楽しんで。

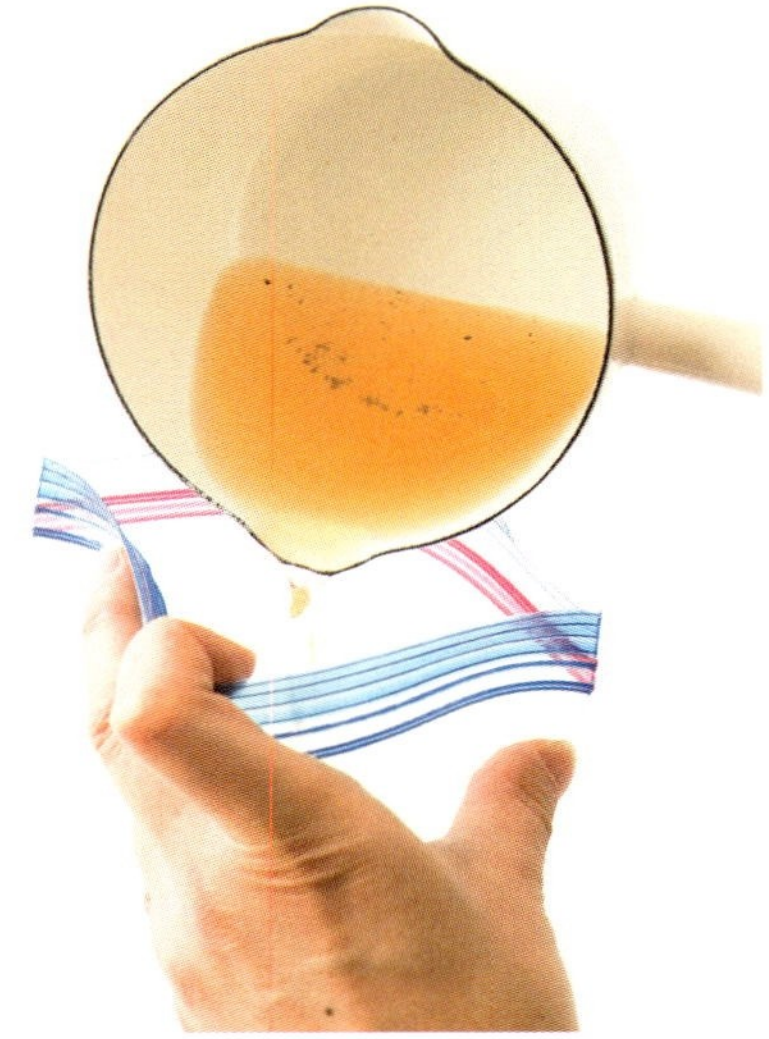

ベーススープを保存袋に入れ、中の空気を抜いて冷凍します。

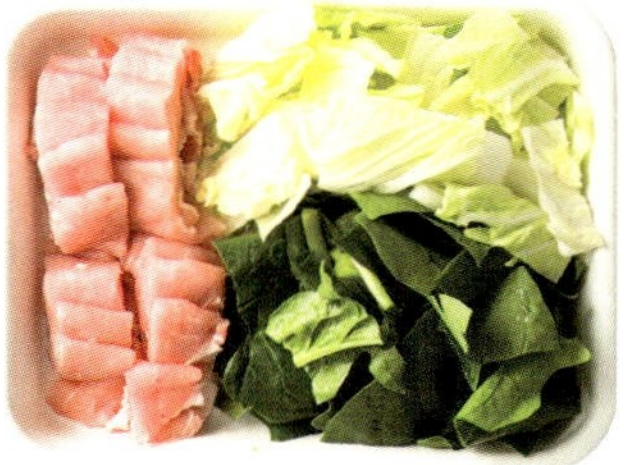

スープの具材は 切って保存しておけば便利

こちらもベーススープと同様にあらかじめ保存しておくと便利。前の晩に材料を切って冷蔵保存しておけば、朝は手間いらずに。

活用術

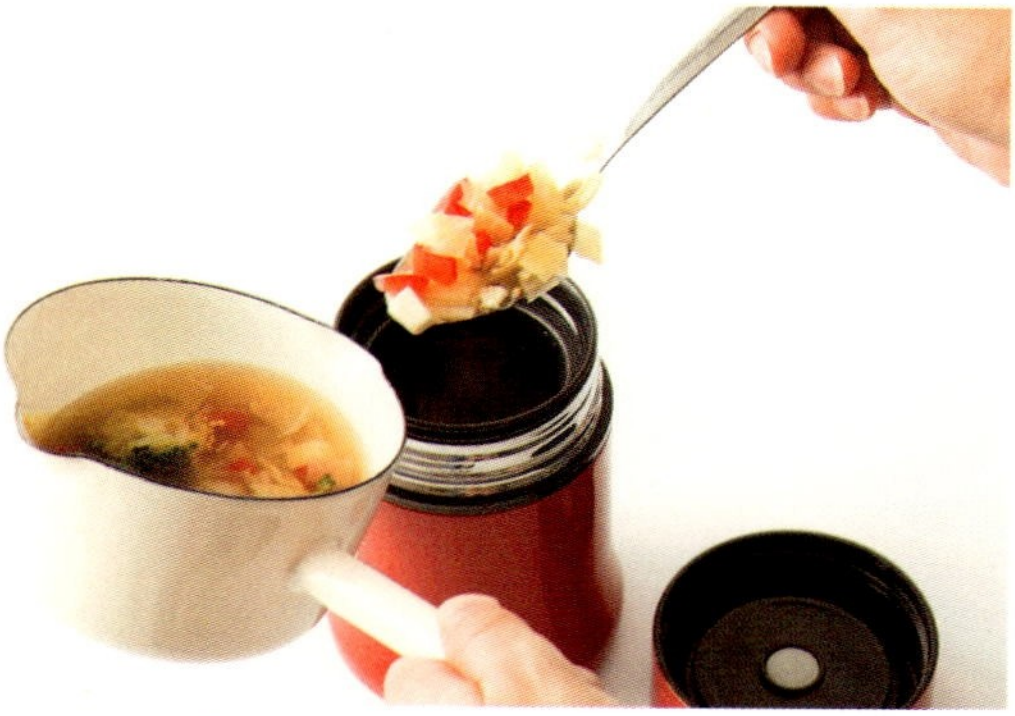

朝、１人分を小鍋で作ってそのままスープジャーに入れても。

朝作ったスープはアツアツをスープジャーへ

お弁当でスープジャーを活用する人も多いはず。残ったスープは、そのままスープジャーに入れてランチ用に。

具材と冷凍ベーススープを電子レンジでチンするだけ

スープの具材をタッパーに入れ、そこに冷凍のベーススープを割り入れて電子レンジでチン！　これでスープのでき上がりです。写真は61ページの豆腐と野菜のコンソメスープ。600Wの電子レンジで約６分加熱後、しっかり混ぜ合わせればＯＫ。

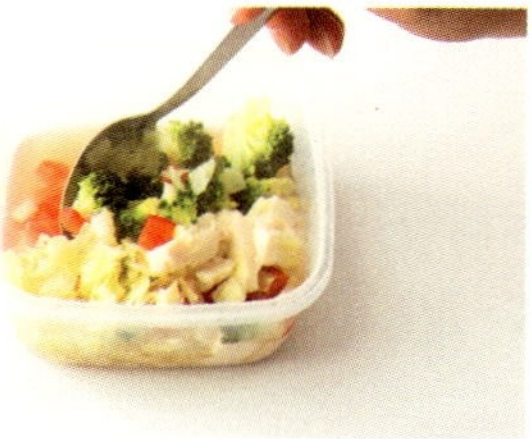

具材がかたいようなら、さらに加熱しお好みの状態にして。

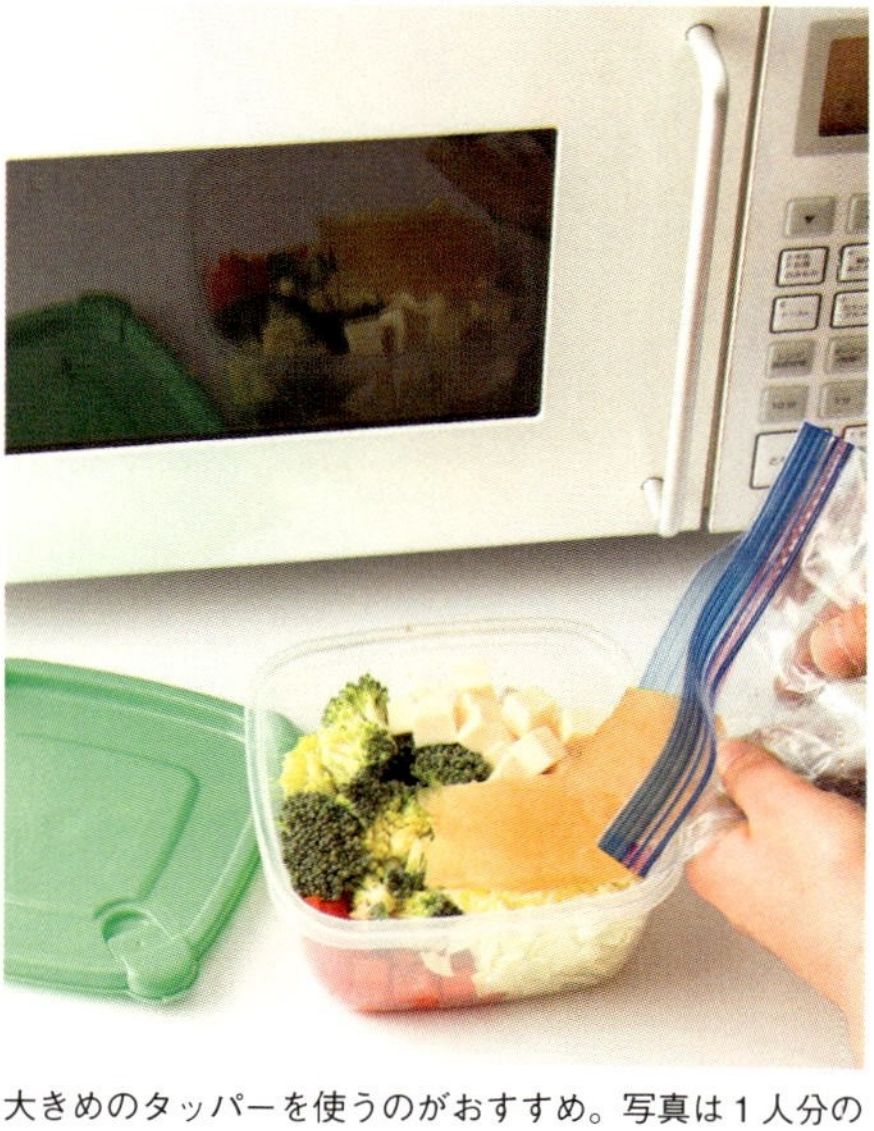

大きめのタッパーを使うのがおすすめ。写真は１人分の量です。

油や酢は上手に使って

スープをとる際に脂質が足りない場合は、ゴマ油やオリーブ油を少したらして食べるとよいでしょう。お酢を使うときは、米酢や黒酢は糖質が多いので避け、穀物酢を選んで。

やわらかい食感とゴマ風味でおいしさアップ

鶏ササミプレート

■ 材料（2人分）

鶏ササミ……2本
白いりゴマ……5g
塩……小さじ1
A ベビーリーフ……30g
赤パプリカ（千切り）……½個分
ブロッコリー（ゆでたもの）……50g
レタス……100g

■ 作り方

1 鍋にササミが浸かるくらいの水を入れ塩を加え、ササミを入れて中火にかけ、沸騰したら火を止め、ふたをして10分置き、取り出して粗熱を取る。
2 皿にAを敷き1をのせ、ゴマを振る。
※食べるときにオリーブ油と塩をかける。

糖質	3.3g	たんぱく質	13.8g
エネルギー	94kcal	脂質	2.0g

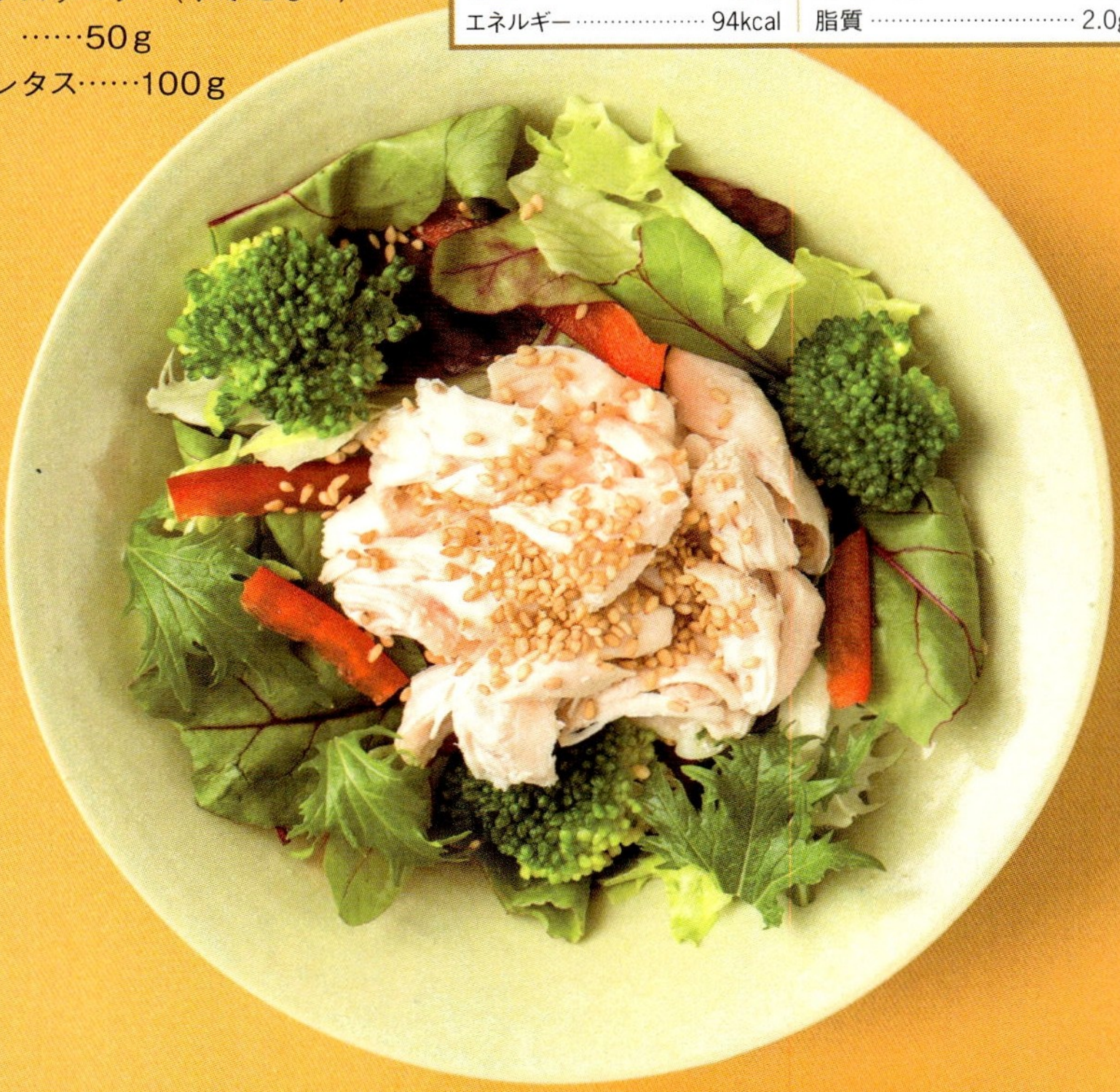

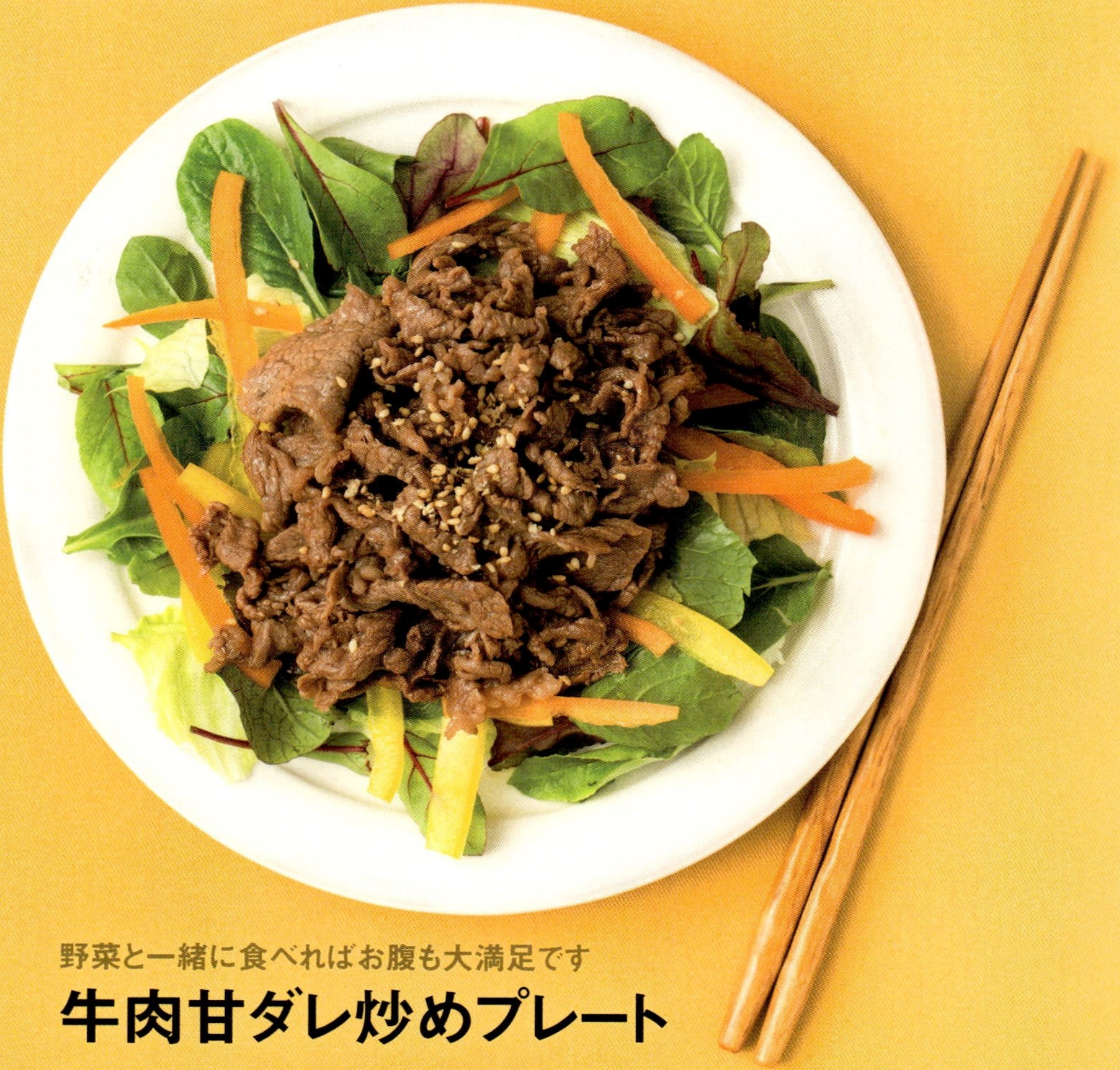

野菜と一緒に食べればお腹も大満足です

牛肉甘ダレ炒めプレート

■ **材料（2人分）**

牛肉（薄切り）……200g
白いりゴマ……少々（2g）
調理油※……小さじ1
A しょうゆ……大さじ1½
ラカントS※……大さじ1
ゴマ油……小さじ1
ショウガ（すりおろし）……小さじ½
ニンニク（すりおろし）……小さじ½
B 黄パプリカ（細切り）……¼個分
オレンジパプリカ（細切り）……¼個分
ベビーリーフ……30g

■ **作り方**

1 牛肉は食べやすい大きさに切る。ボウルにAの材料を合わせておく。
2 フライパンに調理油を熱し、牛肉を炒め、色が変わったら1の調味料を入れ、全体になじませ、水気がなくなるまで炒める。
3 皿にBを敷き、2を盛りゴマを振る。

糖質	6.3g	たんぱく質	19.0g
エネルギー	343kcal	脂質	25.4g

※ライザップでは、オリーブ油、ココナッツオイルなどをおすすめしています。
※ラカントSは、天然素材が原料のエリスリトールを主成分とする自然派甘味料商品です。

体にいいオリーブ油で風味付け

海鮮プレート

■ 材料（2人分）

エビ……80g
タコ……100g
マグロ……100g
レタス……200g
ワカメ（乾燥）……5g
ミックス海藻（乾燥）……5g

■ 作り方

1 ワカメと海藻は水で戻し、食べやすい大きさに切る。レタスは手でちぎる。
2 エビはゆで、食べやすい大きさに切る。
3 タコはひと口大のぶつ切りに、マグロは1cm角に切る。
4 皿に1を敷き、2と3を彩りよくのせる。
※食べるときにオリーブ油と塩をかける。

糖質	2.2g	たんぱく質	32.9g
エネルギー	164kcal	脂質	1.5g

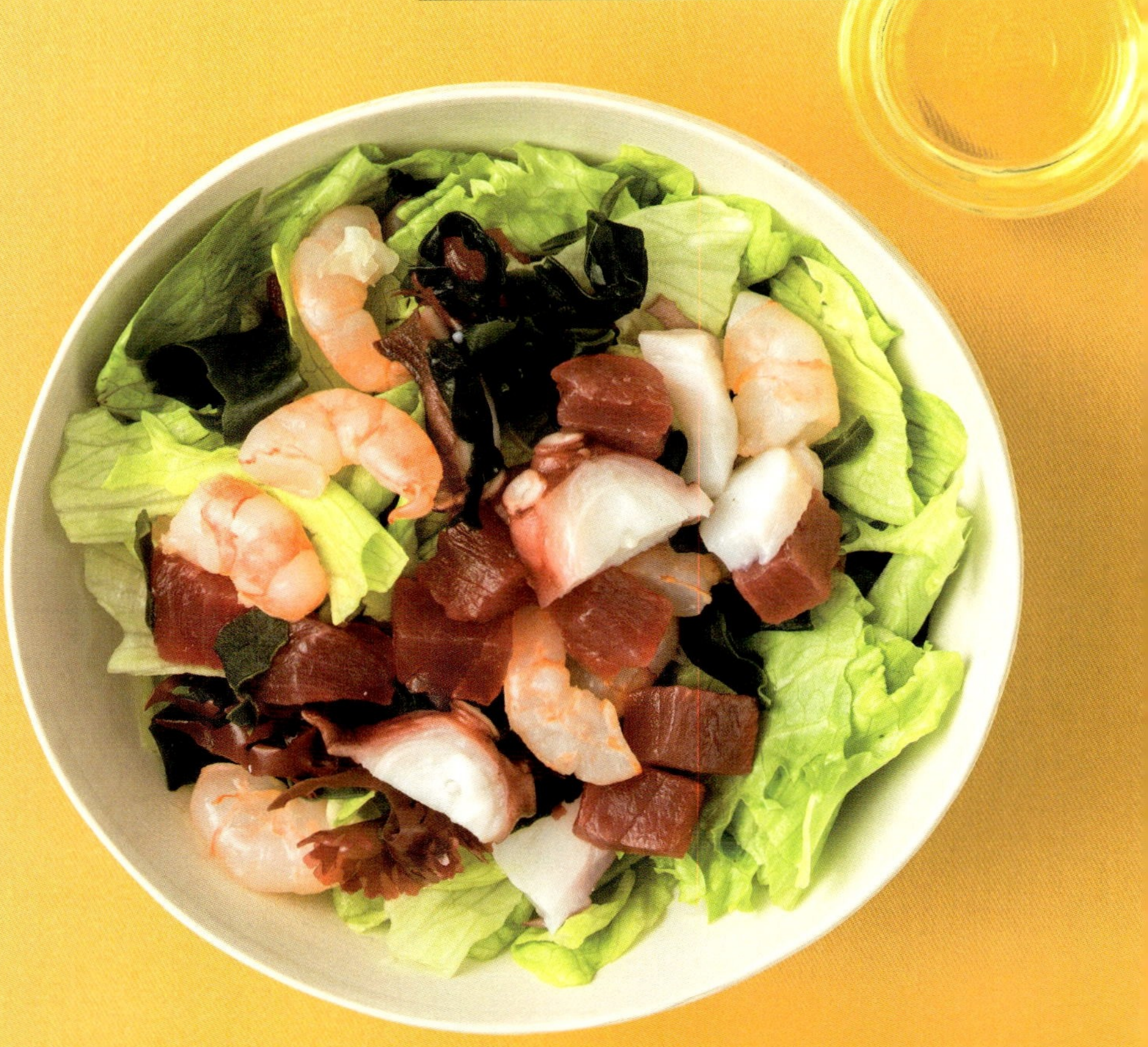

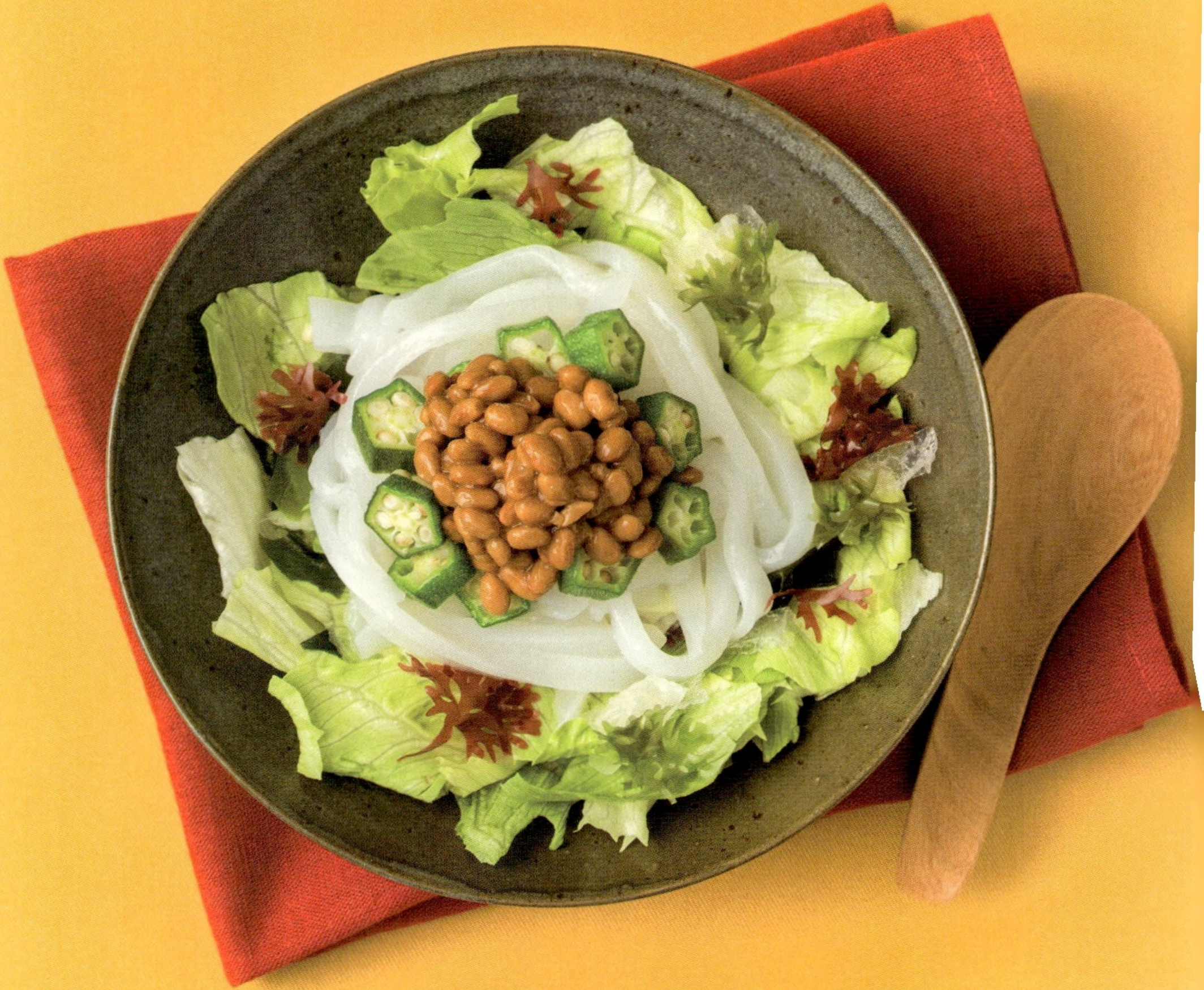

納豆とオクラで食物繊維をしっかり補給

ネバネバプレート

■ 材料（2人分）

納豆……1パック（50g）
しょうゆ……小さじ2
オクラ……3本
イカそうめん……100g
レタス……200g
ミックス海藻（乾燥）……5g

■ 作り方

1 レタスは手でちぎり、海藻は水で戻して食べやすい大きさに切る。
2 納豆はしょうゆを混ぜ合わせておく。オクラはさっと湯通しして粗熱を取り、小口切りにする。イカそうめんは、5mm幅程度に細かく切っておく。
3 皿に1を敷き、2をのせる。
※食べるときにオリーブ油と塩をかける。

糖質	4.1g	たんぱく質	14.8g
エネルギー	118kcal	脂質	3.2g

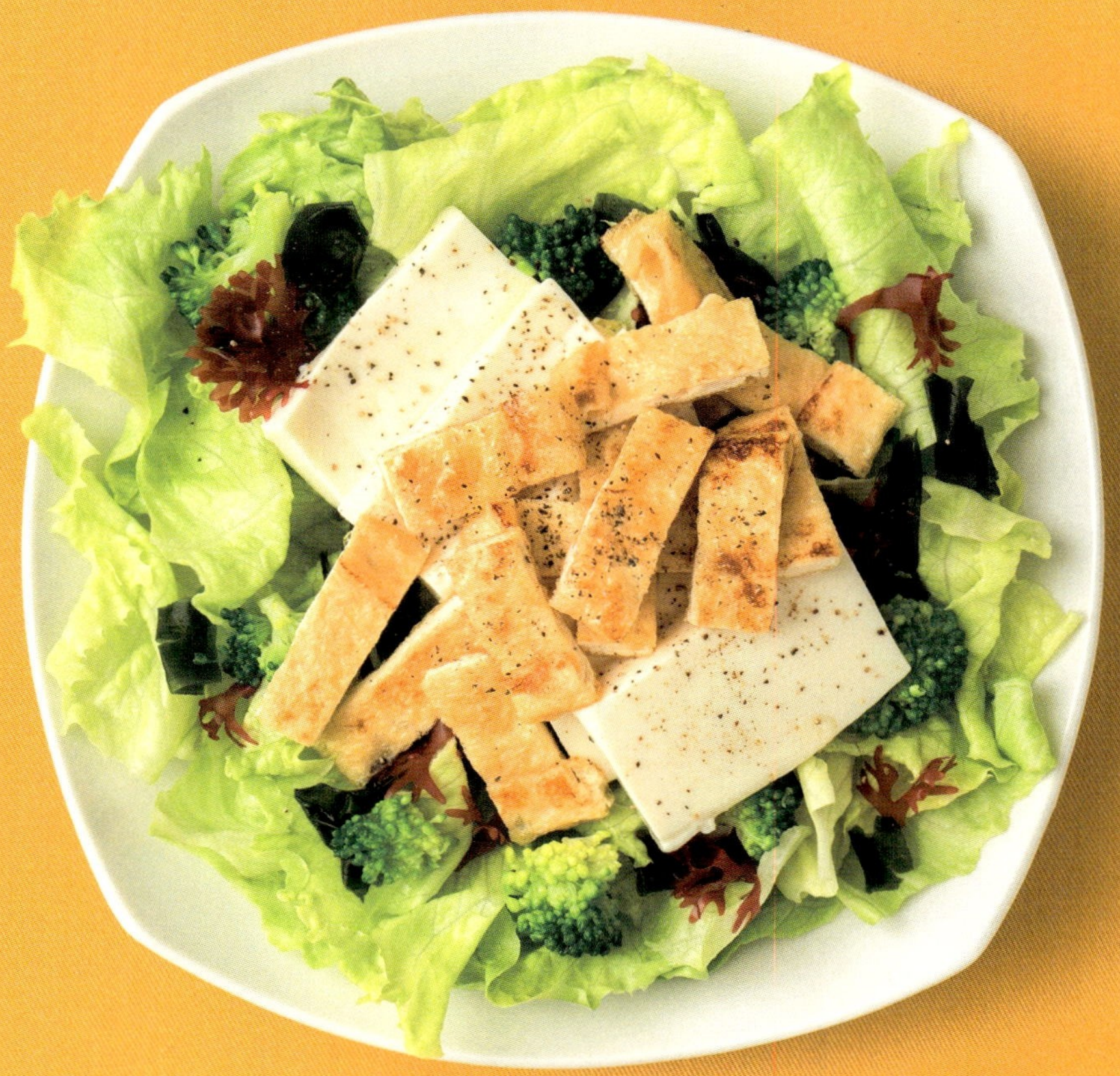

植物性たんぱく質のコンビプレート

畑の肉プレート

■ **材料（2人分）**

油揚げ……1枚
絹豆腐……⅓丁（100g）
黒コショウ……少々
レタス……150g
ミックス海藻（乾燥）……5g
ブロッコリー……50g
　などお好みの野菜や海藻で

■ **作り方**

1 海藻は水で戻し、食べやすい大きさに切る。レタスはちぎり、ブロッコリーはゆでる。
2 豆腐は、食べやすい大きさに切っておく。
3 油揚げはさっと湯通しして、余分な油を落とし、縦半分にしてから1cm幅の短冊切りにし、フライパンで焼いて焼き目をつける。
4 皿に1を敷き、2と3を盛り、黒コショウを振る。
※食べるときにオリーブ油と塩をかける。

糖質	2.9g	たんぱく質	9.9g
エネルギー	165kcal	脂質	11.7g

ライザッププレートにかけて！

パパッとできる！オリジナルドレッシング

ライザップの管理栄養士さんが教えてくれた、和・洋・中の特製ドレッシング。
ライザッププレートだけでなく、サラダでも大活躍！

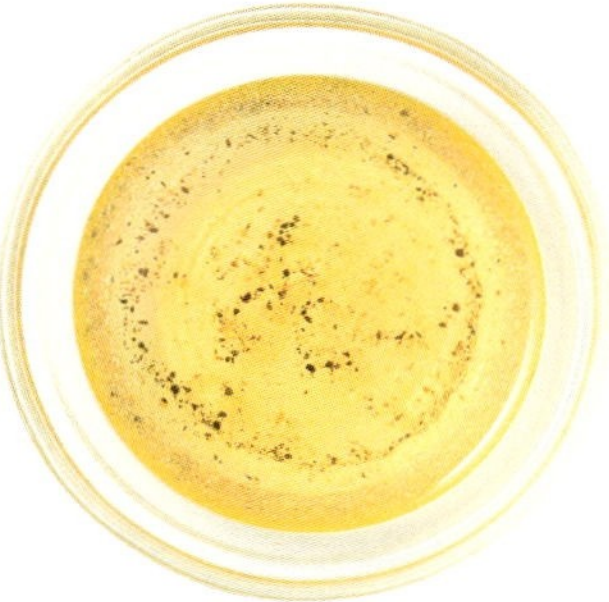

覚えておきたい定番

オリーブ油のドレッシング

■ 材料（作りやすい分量）

オリーブ油……大さじ3
酢……大さじ1
塩……小さじ½
黒コショウ……小さじ¼
レモン汁……少々

■ 作り方

ボウルにすべての材料を入れよく混ぜ合わせる。

糖質	0.1g
エネルギー	167kcal
たんぱく質	0g
脂質	18.0g

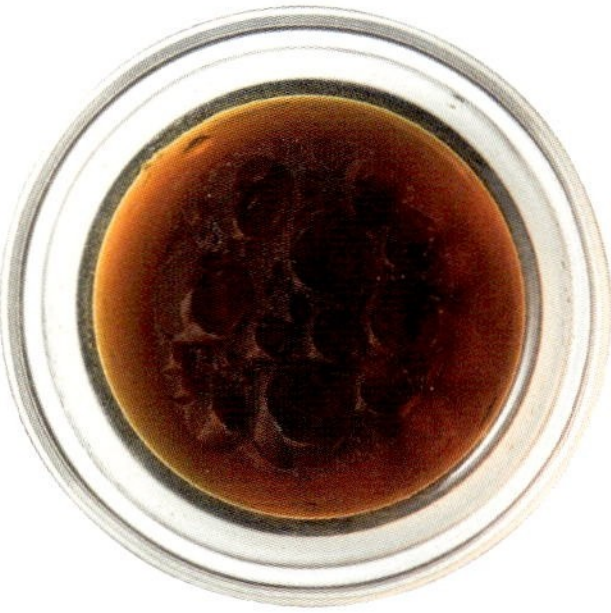

酢を使って中華風に

油淋鶏《ユーリンチー》風ドレッシング

■ 材料（作りやすい分量）

酢……大さじ½
ラカントS……大さじ½
ゴマ油……大さじ½
しょうゆ……大さじ2

■ 作り方

ボウルにすべての材料を入れよく混ぜ合わせる。

糖質	2.0g
エネルギー	42kcal
たんぱく質	1.4g
脂質	3.0g

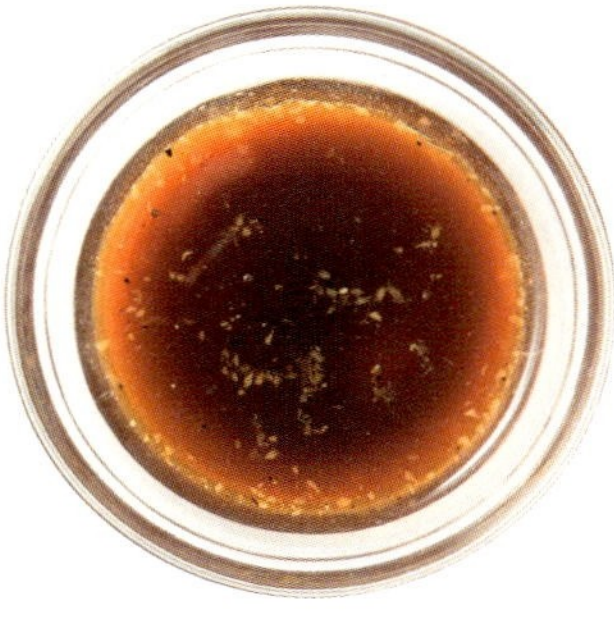

しょうゆを使った和風テイスト

しょうゆドレッシング

■ 材料（作りやすい分量）

ニンニク（すりおろしたもの）
……小さじ½
レモン汁……小さじ½
しょうゆ……大さじ2
オリーブ油……大さじ1
塩・コショウ……各少々

■ 作り方

ボウルにすべての材料を入れよく混ぜ合わせる。

糖質	2.6g
エネルギー	72kcal
たんぱく質	1.5g
脂質	6.0g

活用したい肉

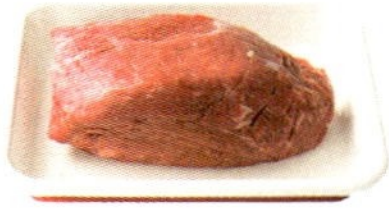

牛もも肉

たんぱく質と鉄分の宝庫。もも肉は脂肪が少なく肉質はやわらか。ダイエット向きの部位といえます。

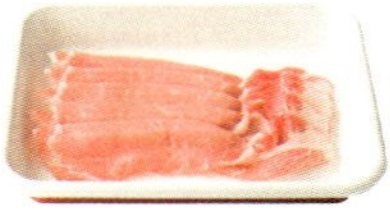

豚ロース肉

脂肪燃焼に欠かせないビタミンB_1の含有量は肉類の中で一番。やわらかく、うまみも多い部位。

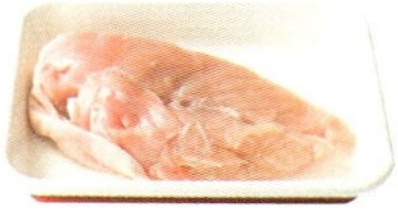

鶏むね肉

美肌づくりに有効なビタミンAやコラーゲンが豊富。脂肪が少なく、あっさりした風味が特徴。

シヨウガ&ニンニク風味が食欲をそそります

鶏もも肉のショウガ焼き

■ 材料（2人分）

鶏もも肉……1枚
キャベツ……大2枚
紫タマネギ……20g
調理油……小さじ1
A ニンニク（すりおろし）……小さじ½
　ショウガ（すりおろし）……小さじ½
　しょうゆ……大さじ1
　酒……大さじ½
　ラカントS……大さじ½

■ 作り方

1 鶏もも肉はひと口大の大きさに切る。
2 キャベツは千切り、紫タマネギは薄切りにする。
3 ボウルにAを混ぜ合わせ、1を入れて30分ほど漬け込む。
4 フライパンに調理油を熱し、3の両面をこんがりと焼きながら火を通す。
5 器に盛り、2を添える。

糖質	4.3g	たんぱく質	20.5g
エネルギー	170kcal	脂質	6.6g

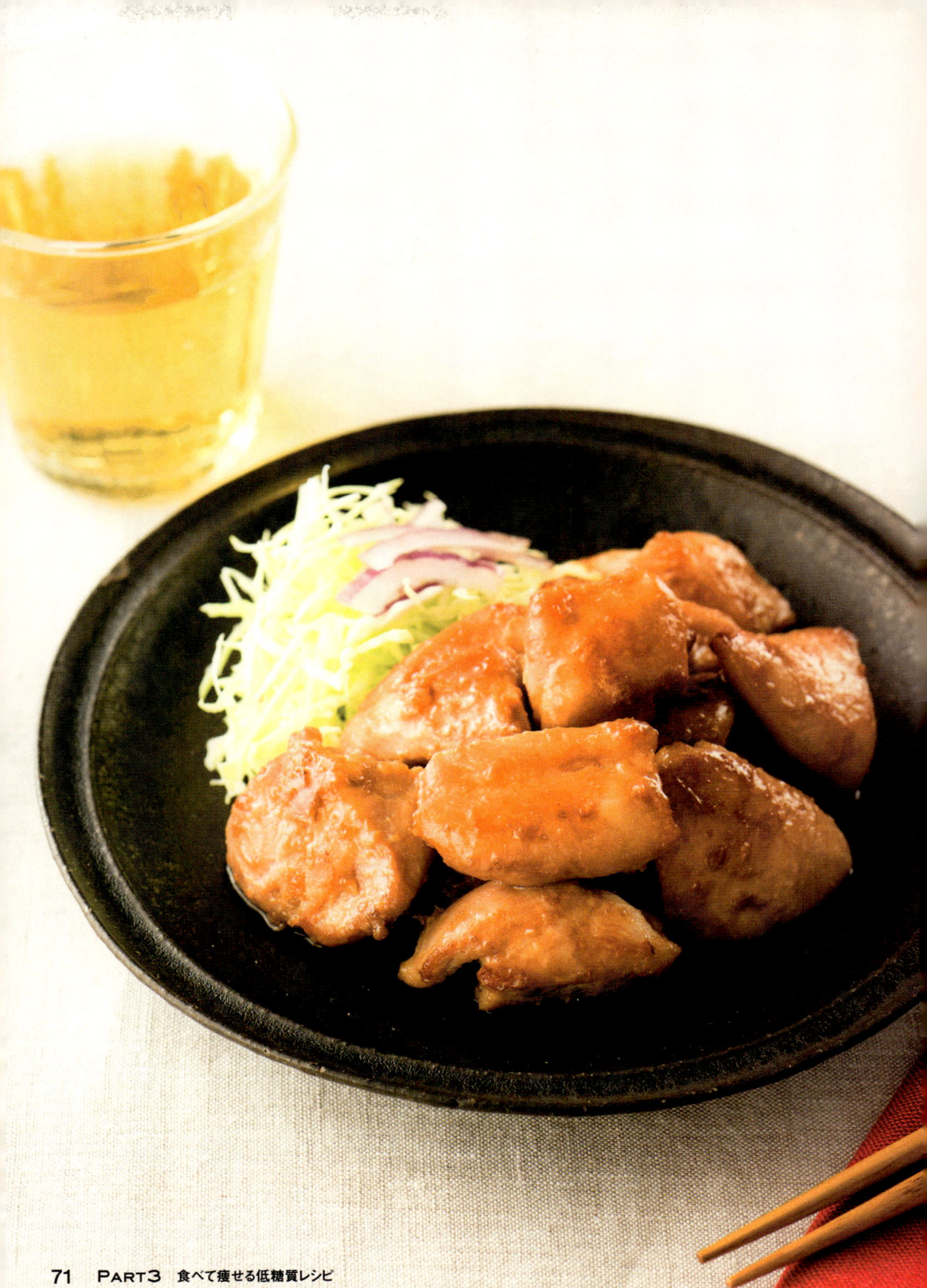

軽く焼き上げてナゲット風に

鶏むね肉のナゲット風炒め

■ 材料（2人分）

鶏むね肉……1枚
青ネギ（小口切り）……2本分
レモン（くし形切り）……2切れ
調理油……小さじ1
A 酒……大さじ½
　ニンニク（すりおろし）
　　……小さじ1
B しょうゆ……大さじ1
　ラカントS……大さじ1
　酒……大さじ½
　だし……¼カップ

■ 作り方

1 ボウルにBの材料を合わせておく。
2 鶏肉は皮を取り除き、斜めの削ぎ切りにし、繊維に逆らって包丁でたたき、やわらかくする。
3 ボウルに2を入れ、Aを加えて軽くもみ込み、10分ほど漬けておく。
4 フライパンに調理油を熱し3を入れ、両面に軽く焼き目がついたら、1を入れからめて火を通す。
5 皿に4を盛り、青ネギを散らし、レモンを添える。

糖質	3.8g	たんぱく質	34.7g
エネルギー	214kcal	脂質	4.4g

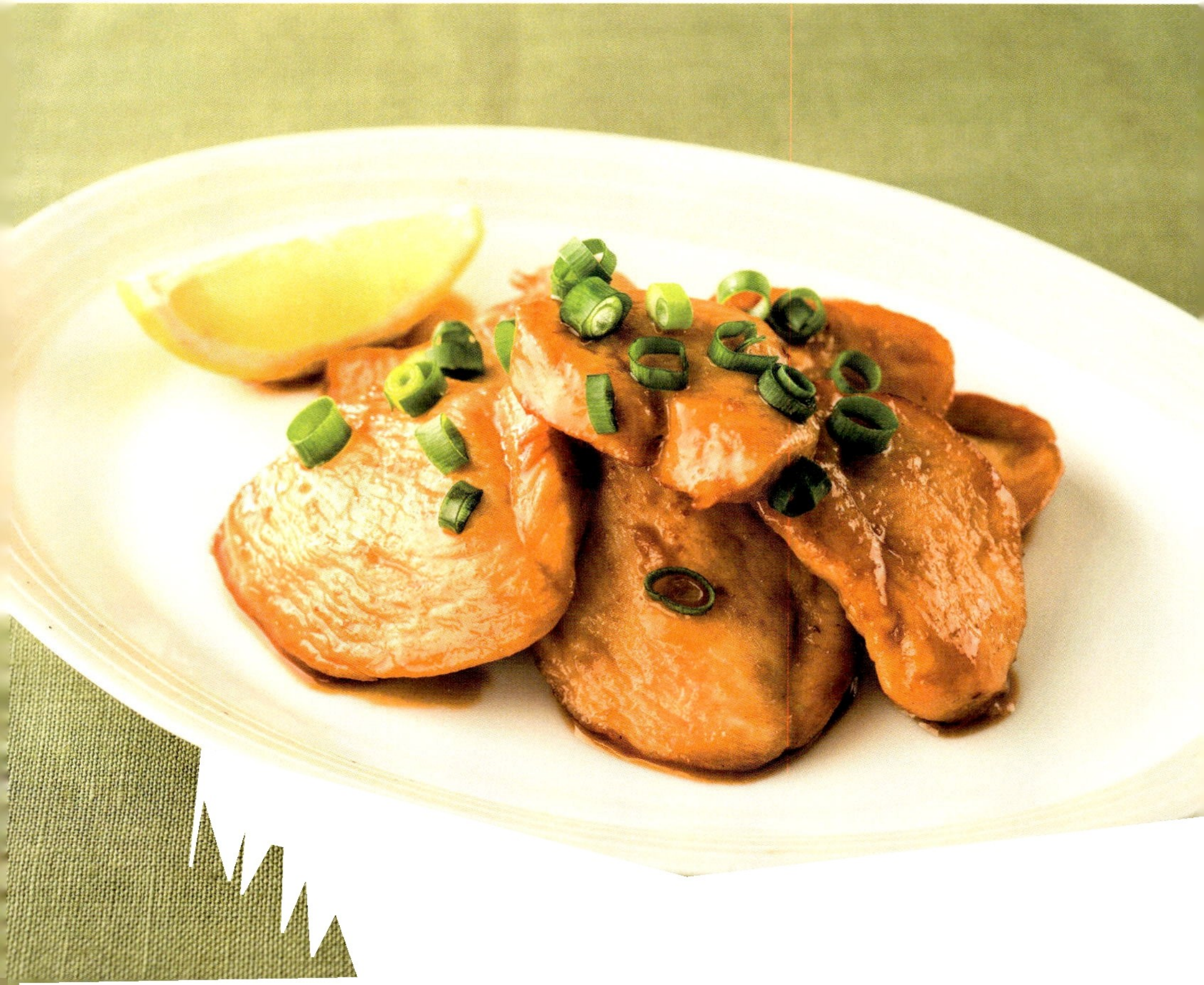

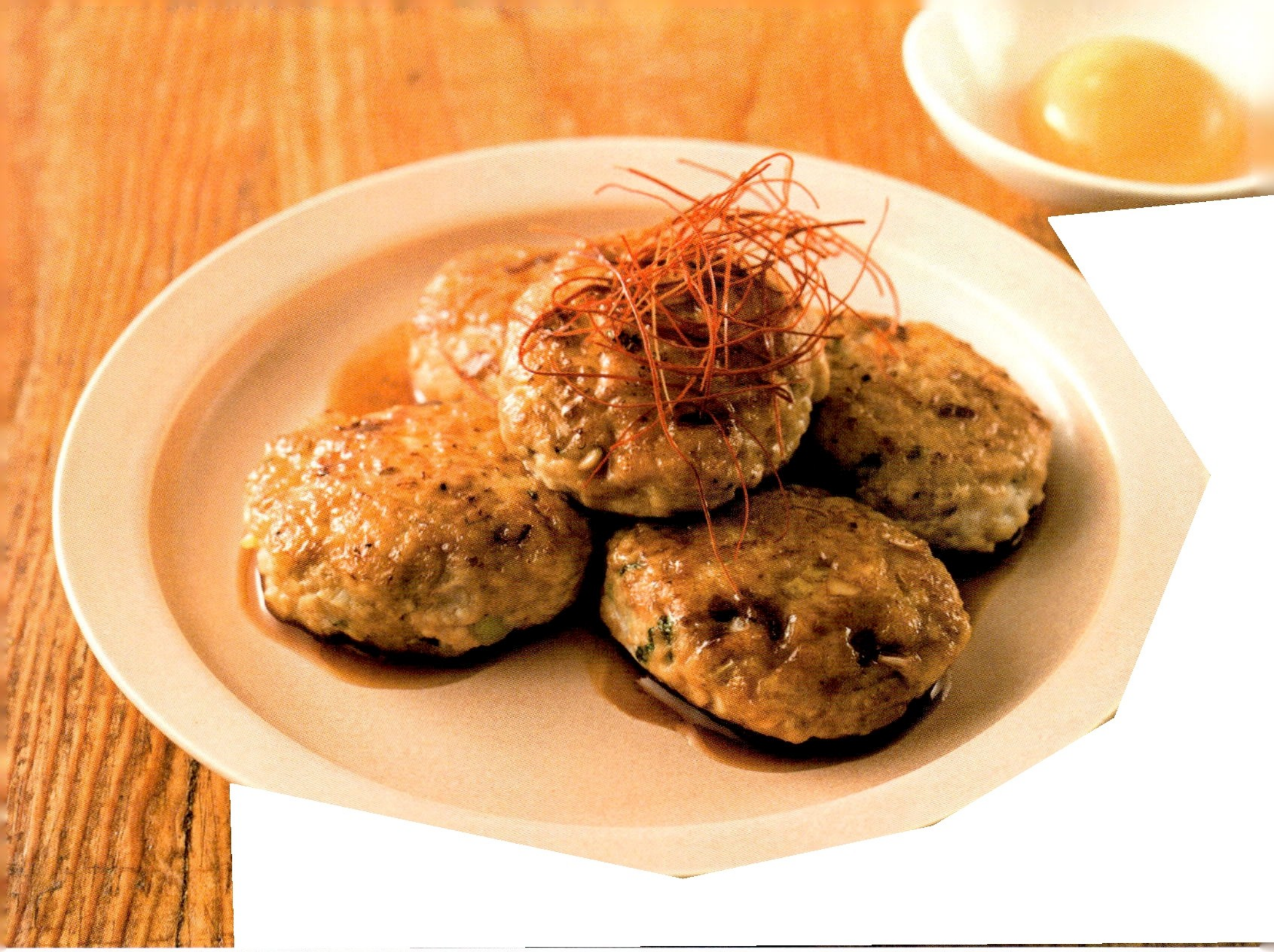

豆腐をつなぎにしたヘルシー仕上げ

シイタケ入り鶏肉つくね

■材料（2人分）

シイタケ……3個
鶏ひき肉……200g
木綿豆腐……⅓丁（100g）
長ネギ……½本
調理油……小さじ1
卵黄……2個
糸唐辛子……適量
A 卵白……1個分
　塩……小さじ¼
　コショウ……少々
B 酒……大さじ1
　しょうゆ……大さじ2
　ラカントS……大さじ½

■作り方

1 豆腐は水切りしておく。長ネギ、シイタケはみじん切りにする。
2 ボウルにひき肉と1、Aを加えて粘り気が出るまでよく混ぜ合わせたら、10等分してそれぞれ丸く成形する。
3 フライパンに調理油を熱し2を入れ、両面に焼き目をつけたら、混ぜ合わせたBを入れて、弱火で焦げないように煮からめる。
4 皿に3を盛り、糸唐辛子をのせ、卵黄を添える（卵黄をつけて食べる）。

糖質	5.2g	たんぱく質	29.9g
エネルギー	299kcal	脂質	15.4g

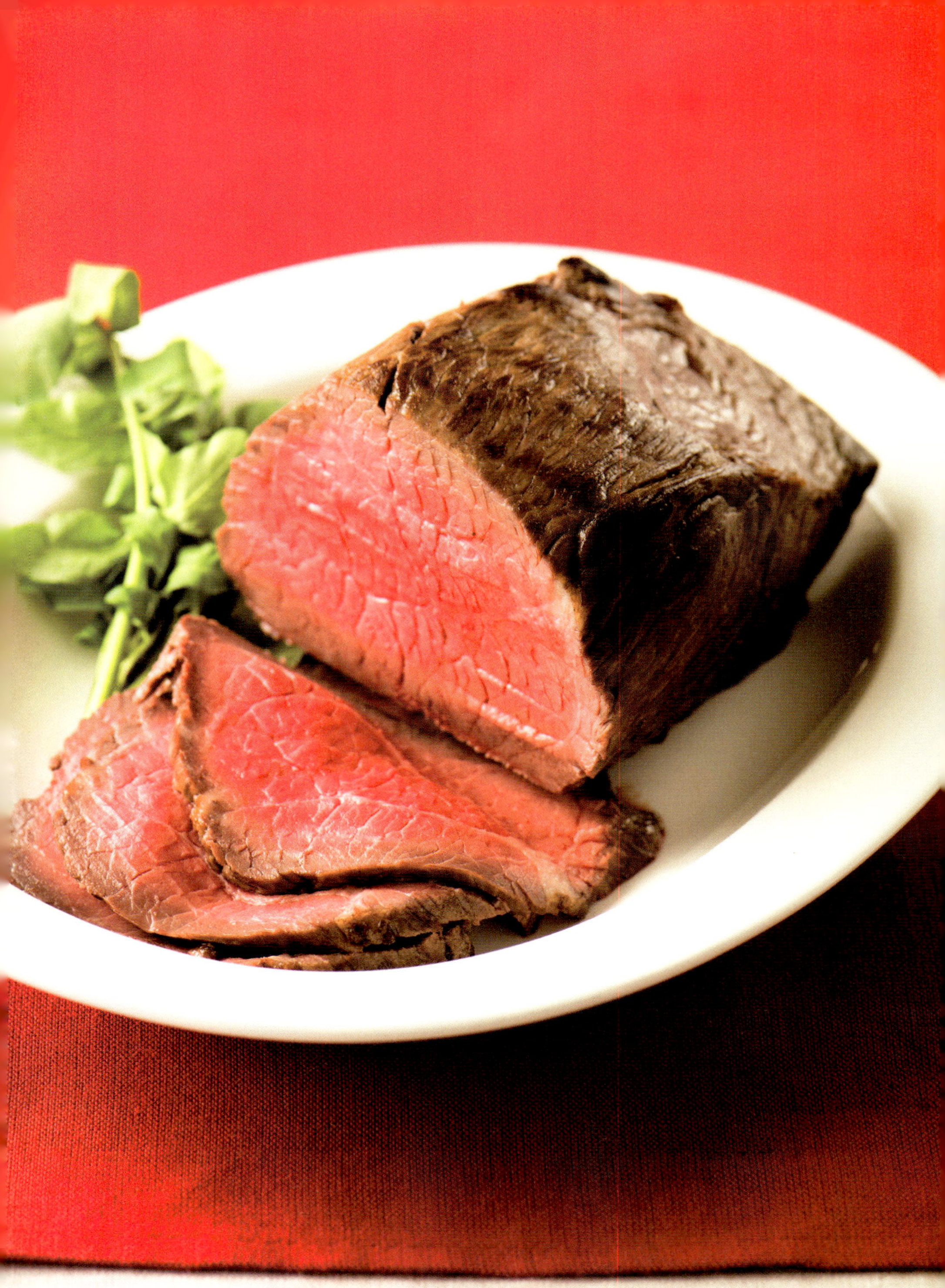

脂質の少ない牛もも肉を使い、味付けもシンプルに

ローストビーフ

■ 材料（2〜3人分）

牛ももかたまり肉……500g
調理油……小さじ2（10g）
クレソン……適量

A 塩……小さじ2
　黒コショウ……小さじ2
　しょうゆ……大さじ1

B 長ネギの緑の部分……1本分
　ニンニク（皮をむく）
　　……2かけ
　ローリエ……3枚

■ 作り方

1 牛肉は調理の1時間前に常温に戻し、余分な水分をキッチンペーパーでふき取る。
2 ボウルに牛肉を入れ、Aをよくもみ込んでおく。
3 オーブンを200℃に予熱しておく。
4 フライパンに調理油を熱し、Bをさっと炒め、オーブンシートを敷いた天板にのせる。
5 4のフライパンに2を入れ、表面に焼き色をつけたら、4の天板にのせ、予熱が完了したオーブンで15〜25分焼く。
6 焼き上がったら、肉をアルミ箔で包み、粗熱が取れるまでそのまま置く（20〜30分）。
7 6を好みの厚さに切って皿に盛り、クレソンを添える。

½皿分

糖質 ……… 3.6g	たんぱく質 ……… 49.8g
エネルギー ……… 585kcal	脂質 ……… 38.4g

⅓皿分

糖質 ……… 2.4g	たんぱく質 ……… 33.2g
エネルギー ……… 390kcal	脂質 ……… 25.6g

トウバンジャンが利いた甘辛しょうゆ味です

甘辛牛肉炒め

■材料（2～3人分）

牛こま切れ肉……500g
タマネギ……½個
赤パプリカ……¼個
ピーマン……2個
調理油……小さじ1
A 酒……50ml
　しょうゆ……大さじ4
　ラカントS……大さじ3
　トウバンジャン……小さじ¼

■作り方

1 タマネギは薄切り、赤パプリカとピーマンは細切り、牛肉は食べやすい大きさに切る。
2 ボウルにAを混ぜ合わせておく。
3 フライパンに調理油を熱し、タマネギを炒めてしんなりしてきたら牛肉を炒め合わせ、パプリカとピーマンを加えてさらに炒め、肉の色が変わったら2を入れ、よくなじむように混ぜ合わせる。

½皿分

糖質	8.8g	たんぱく質	51.8g
エネルギー	610kcal	脂質	35.4g

⅓皿分

糖質	5.9g	たんぱく質	34.5g
エネルギー	406kcal	脂質	23.6g

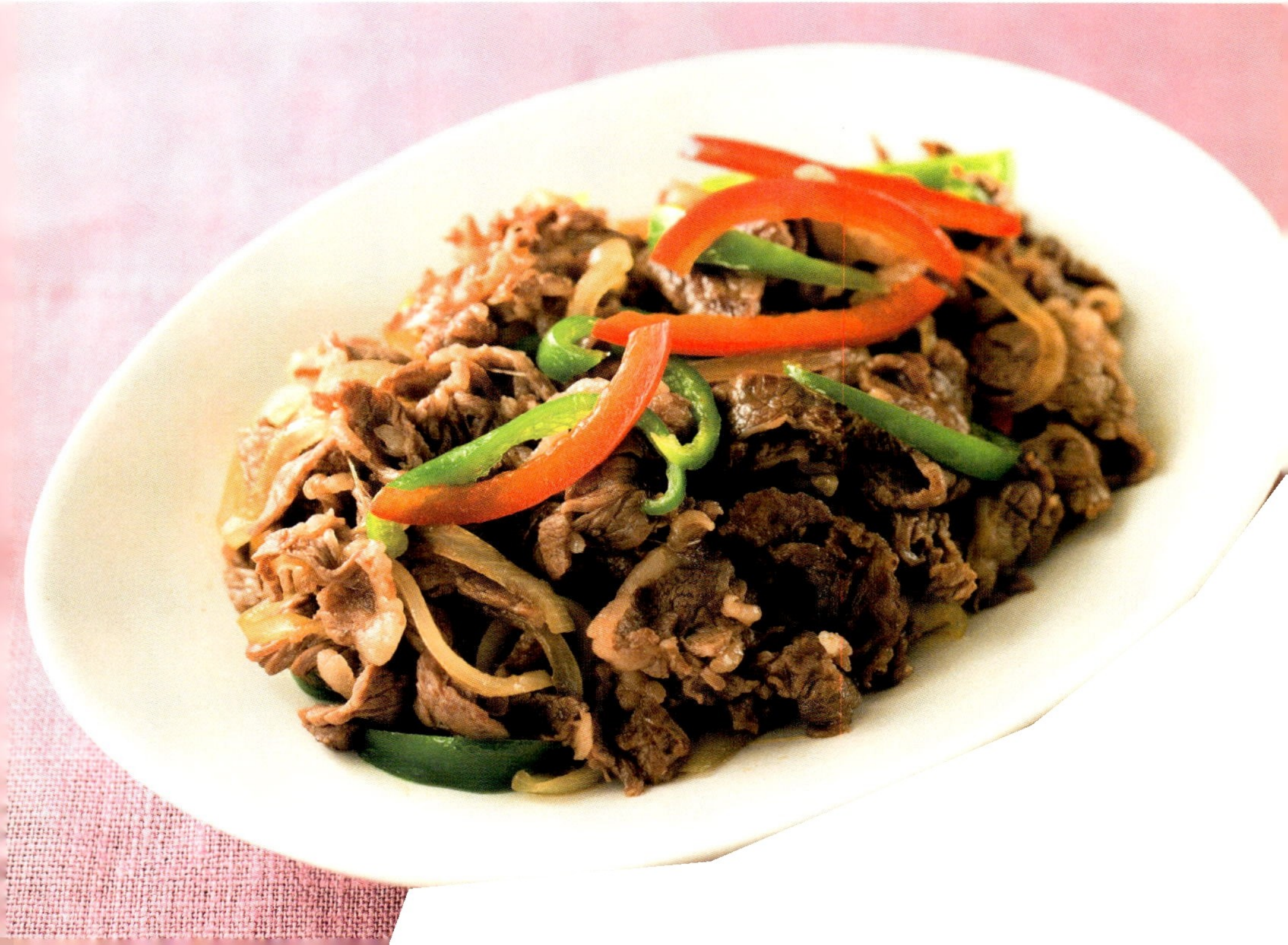

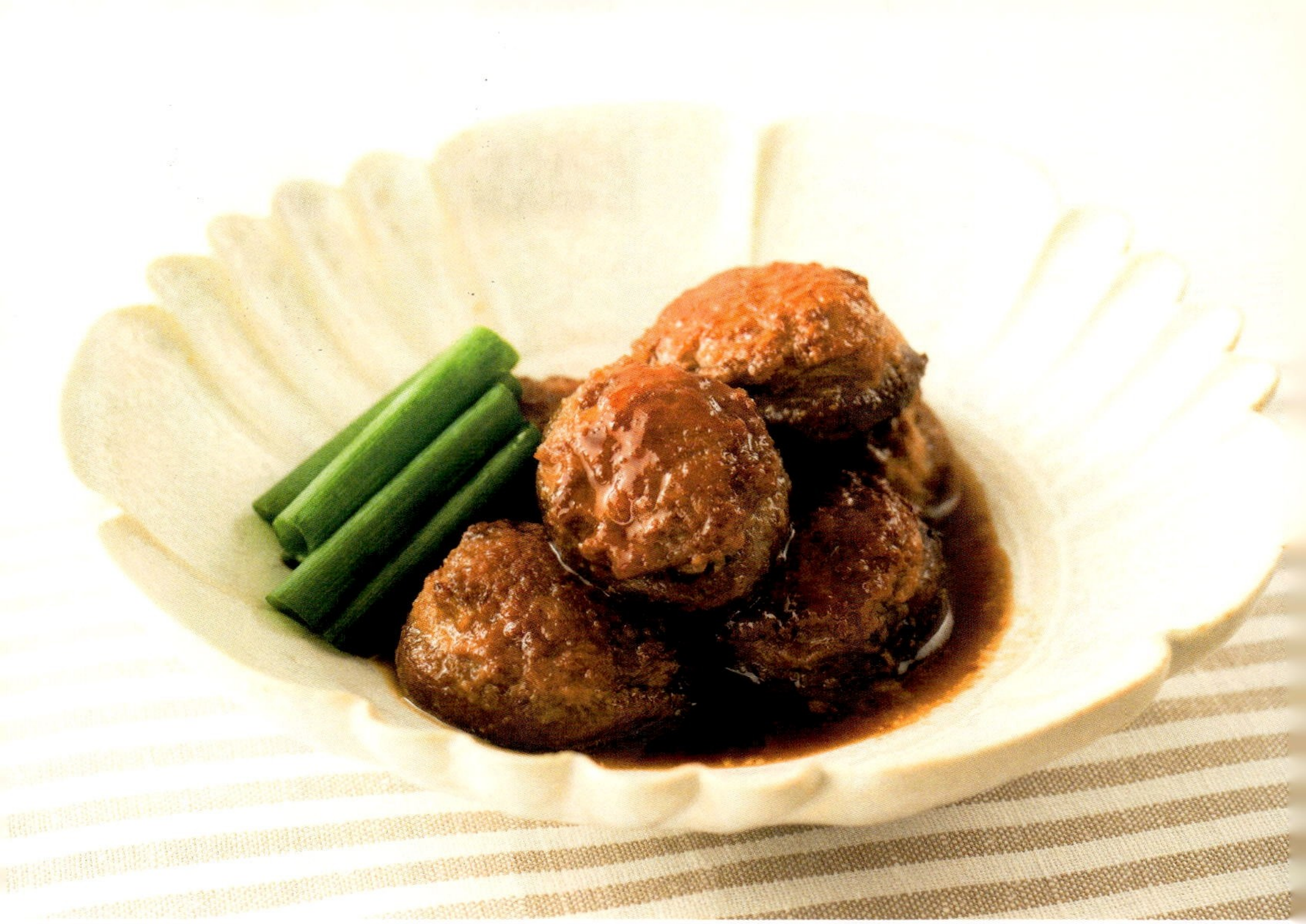

シイタケで食物繊維をしっかり補給

シイタケの肉詰めハンバーグ

■材料（2人分）

合いびき肉……130g
シイタケ……6個
調理油……小さじ1
青ネギ……適量
A 溶き卵……1個分
　ショウガ（すりおろし）
　　……小さじ1
　塩・コショウ……各少々
B 酒……大さじ2
　しょうゆ……大さじ2
　ラカントS……大さじ2
　みそ……小さじ½
　オイスターソース……小さじ1

■作り方

1 シイタケは湿ったキッチンペーパーできれいにふき取り、石づきを切り落とし、軸のやわらかい部分は細かく刻む。
2 ボウルにひき肉、A、1の細かく刻んだシイタケの軸を混ぜ合わせて粘り気が出るまでよくこねる。
3 タネを6等分にし、1のシイタケのカサにつけていく。
4 フライパンに調理油を熱し、3の肉のほうを下にして中火で焼き、焼き目がついたら反対側を焼く。
5 混ぜ合わせたBを入れて全体にからめ、水気がなくなるまで煮からめる。
6 器に盛り、切った青ネギを添える。

糖質	4.7g	たんぱく質	18.9g
エネルギー	250kcal	脂質	15.0g

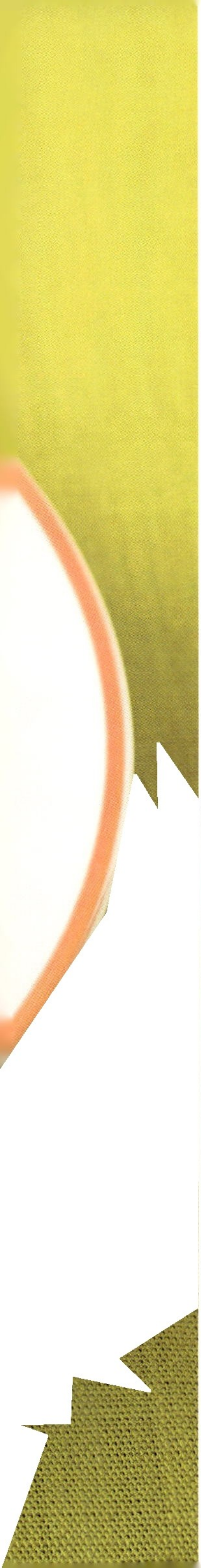

やわらかいから食べやすい！　ボリュームも満点

ニンニクたっぷり豚テキ

■ 材料（2人分）

豚ロース厚切り肉……2枚
ニンニク……1かけ
キャベツ……¼個
塩・コショウ……各少々
調理油……小さじ1
A しょうゆ……大さじ1
　ラカントS……大さじ1
　みりん……小さじ1

■ 作り方

1 豚肉は筋に逆らうように包丁を入れ、ひと口大の大きさに切り、塩・コショウを振る。
2 ニンニクは皮をむき、薄切りにする。キャベツは千切りにする。
3 フライパンに調理油を熱しニンニクを加えて香りが出たら、焦げ付かないように焼き色をつけ取り出す。
4 3のフライパンに1を入れて焼き、表面がカリッとしてきたら余分な脂をキッチンペーパーでふき取る。Aを加えて全体にからめるように炒め、3のニンニクを加えてなじませる。
5 皿に4を盛り、キャベツを添える。

糖質 ……………… 3.9g	たんぱく質 ……… 27.8g
エネルギー …… 369kcal	脂質 ……………… 24.8g

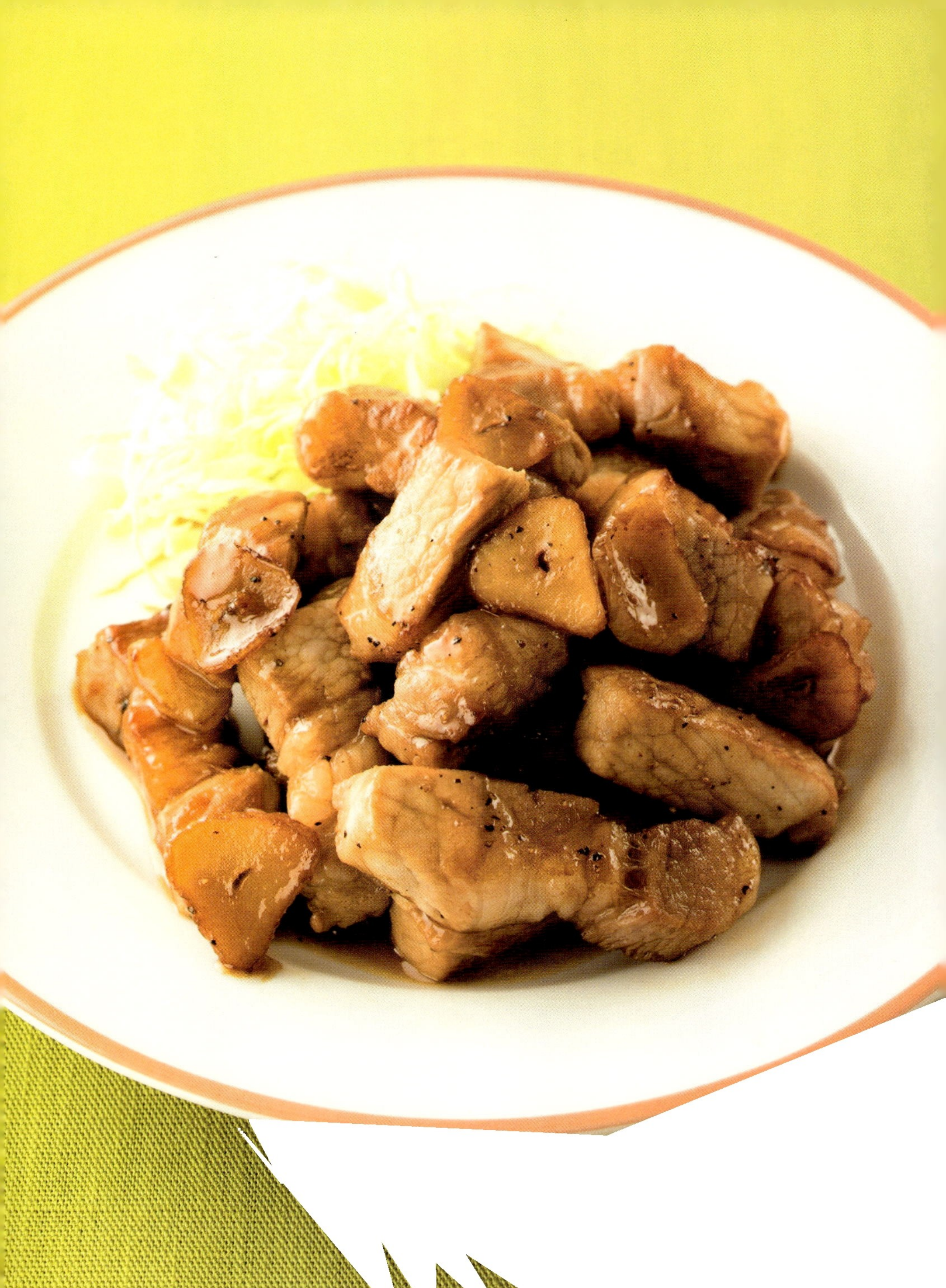

チーズをプラスしてたんぱく質量をアップ

豚肉の青ジソ巻きチーズ

材料（2人分）

豚ロース薄切り肉……10枚
青ジソ……5枚
とろけるスライスチーズ……5枚
塩・コショウ……各少々
調理油……小さじ1

作り方

1 青ジソは茎を落として縦半分に切る。スライスチーズも半分に切る。
2 豚肉を広げて、塩・コショウを振り、青ジソとチーズを1枚ずつ敷いて巻いていく。残りも同様にする。
3 フライパンに調理油を熱し、肉のつなぎ目部分を下にして焼く。
4 皿に青ジソ（分量外）を敷き、3を盛る。

糖質	0.9g	たんぱく質	30.7g
エネルギー	459kcal	脂質	35.5g

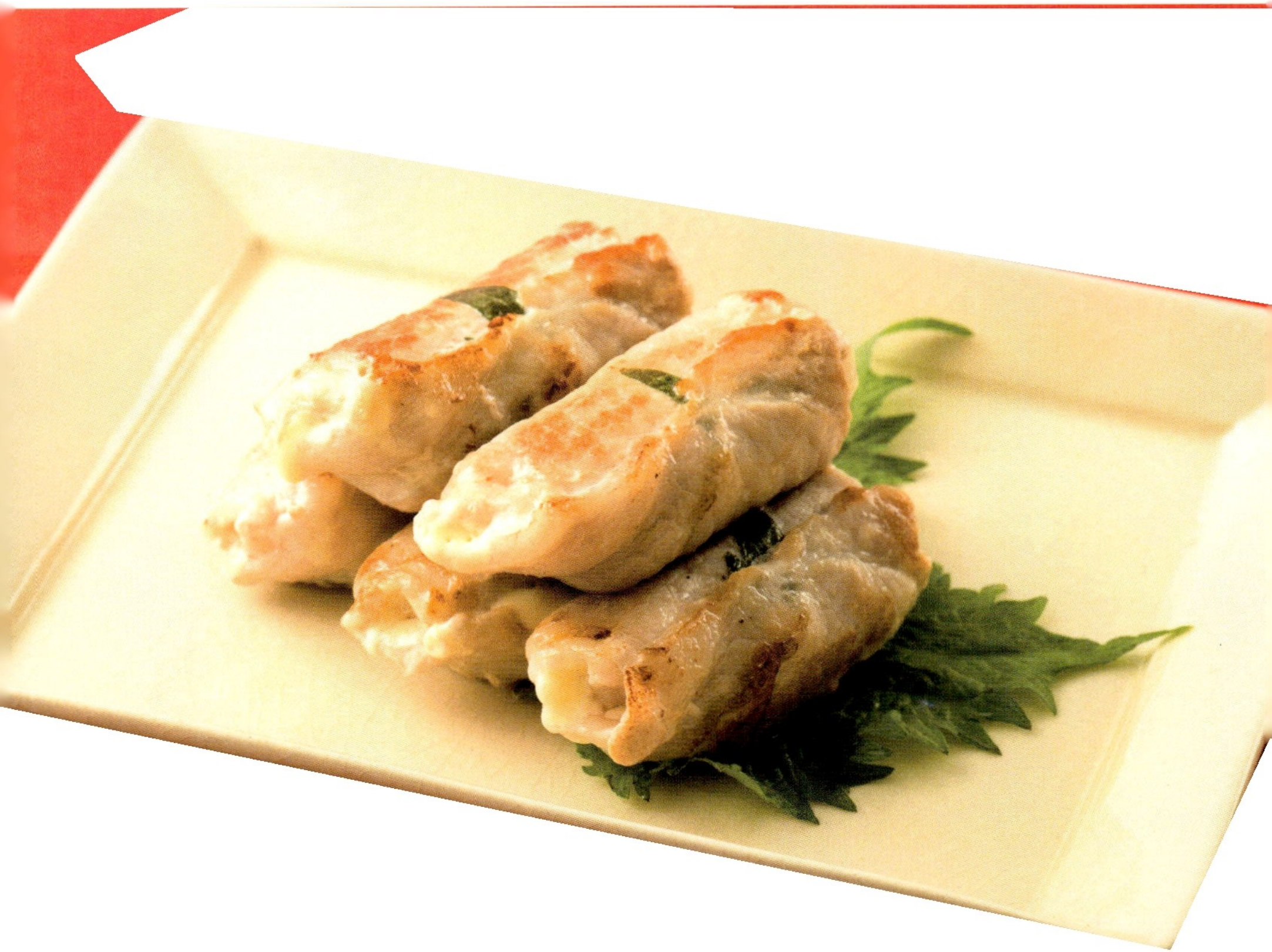

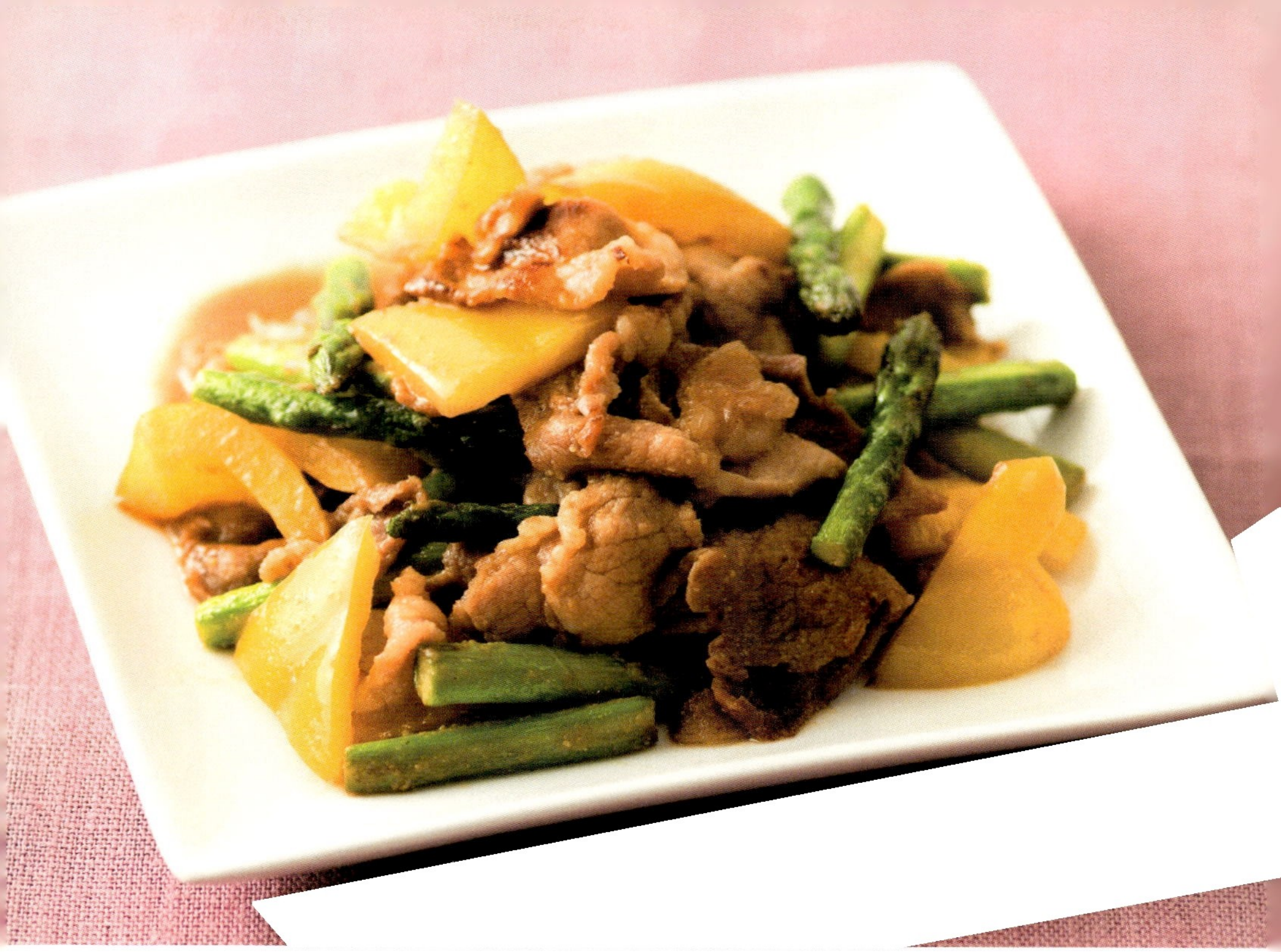

みそと肉でコクとうまみがアップ!

豚肉のみそ炒め

■ 材料(2人分)

豚こまぎれ肉……200g
アスパラガス……3本
黄パプリカ……½個
調理油……小さじ1
A みそ……大さじ1
　酒……大さじ1
　ラカントS……大さじ½

■ 作り方

1 豚肉はひと口大に切る。
2 アスパラガスは、ハカマを包丁で取り除き、根元のかたい皮の部分はピーラーでむき、5cm幅に切る。パプリカは種とワタを取り除き乱切りにする。
3 ボウルにAを合わせ、豚肉を入れてよく混ぜ合わせる。
4 フライパンに調理油を熱し、2を炒め、アスパラガスがしんなりしてきたら3を加え、焦げ付かないように焼く。

糖質	5.0g	たんぱく質	22.8g
エネルギー	246kcal	脂質	12.9g

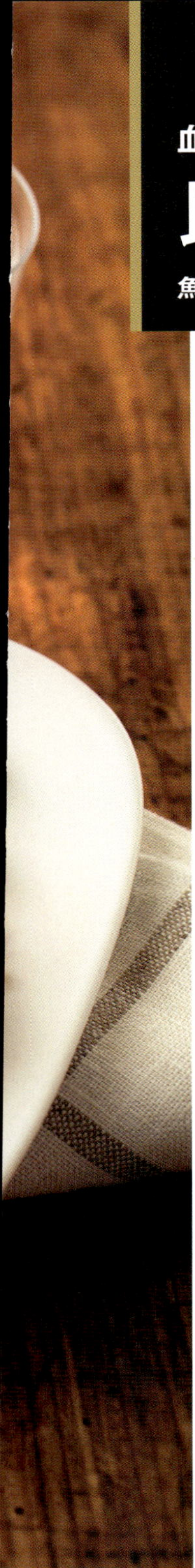

血液をサラサラにするEPAやDHAが豊富

良質の脂がとれる魚レシピ

魚も肉と並ぶ重要なたんぱく質源。魚からも体にいい脂をしっかり摂取。

活用したい魚

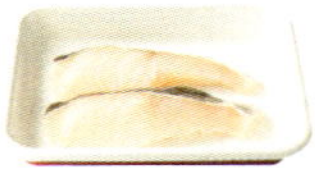

タラ

タラは脂肪分が少なく、加熱してもかたくならない消化のいいたんぱく質源です。うまみ成分も豊富。

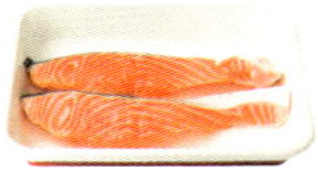

鮭

鮭は実は白身魚。赤い色はアスタキサンチンという色素成分。抗酸化作用をもっています。

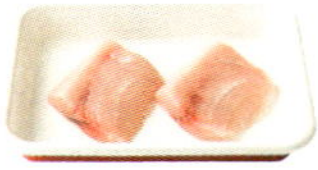

カジキ

高たんぱく、低脂肪の魚。ビタミンDやカリウムなども多く含みます。抗酸化作用のあるビタミンEも含有。

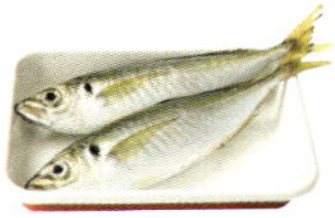

アジ

青背の魚は不飽和脂肪酸が豊富。EPAやDHAが多く血行促進にも効果的。代謝の改善をバックアップ。

野菜も一緒にとれるヘルシーディッシュ

鮭のちゃんちゃん焼き

■ 材料（2人分）

生鮭……2切れ
モヤシ……½袋
キャベツ……大1枚（50g）
赤パプリカ……½個
シメジ……½パック
エノキダケ……½パック
塩……少々
黒コショウ……少々
調理油……小さじ1
A 酒……大さじ1
　ラカントS……大さじ1
　みそ……大さじ2と½
　溶かしバター……小さじ2強
　水……小さじ2

■ 作り方

1. 鮭に塩・黒コショウを振る。
2. キャベツは太めの千切り、パプリカも千切りにする。シメジとエノキダケは石づきを取る。シメジは小房に分ける。
3. ボウルにAを入れて混ぜ合わせ、モヤシと2を入れてよく混ぜ合わせておく。
4. フライパンに調理油を熱し、鮭を並べて焦げ付かないように両面を焼いたら、3をのせ、ふたをして弱火で約5分、蒸し焼きにする。

糖質……9.4g	たんぱく質……28.3g
エネルギー……277kcal	脂質……12.0g

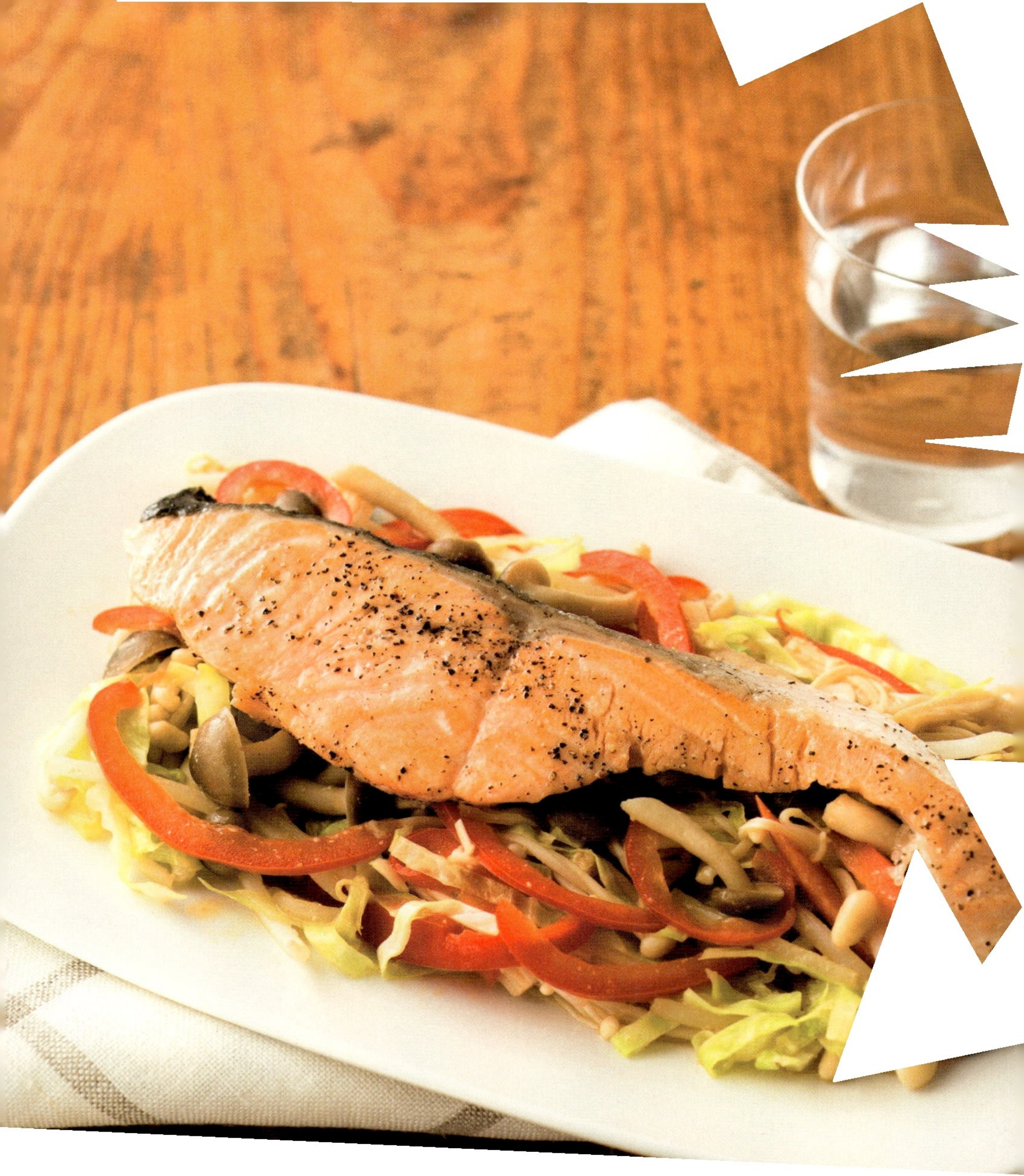

ホウレンソウも入って、お弁当のおかずにもピッタリ

鮭フレーク入り卵焼き

材料（2人分）

卵……2個
鮭フレーク……小さじ2
ホウレンソウ……20g
調理油……小さじ1
A ラカントS……大さじ½
　めんつゆ（2倍濃縮タイプ）
　　……小さじ1

作り方

1 ホウレンソウはゆで、冷水にさらして水気を切り、5cm幅に切る。
2 ボウルに卵を割り入れ、鮭フレークと1、Aを加えて混ぜ合わせる。
3 卵焼き用のフライパンに調理油を熱し、2を⅓量流し込んで焼きながら巻き、残りの⅔の量を2〜3回に分けて巻きながら焼き付け、形を整え、フライパンから出して冷ます。
4 粗熱が取れたら、食べやすい大きさに切る。

糖質	0.7g	たんぱく質	8.3g
エネルギー	113kcal	脂質	8.0g

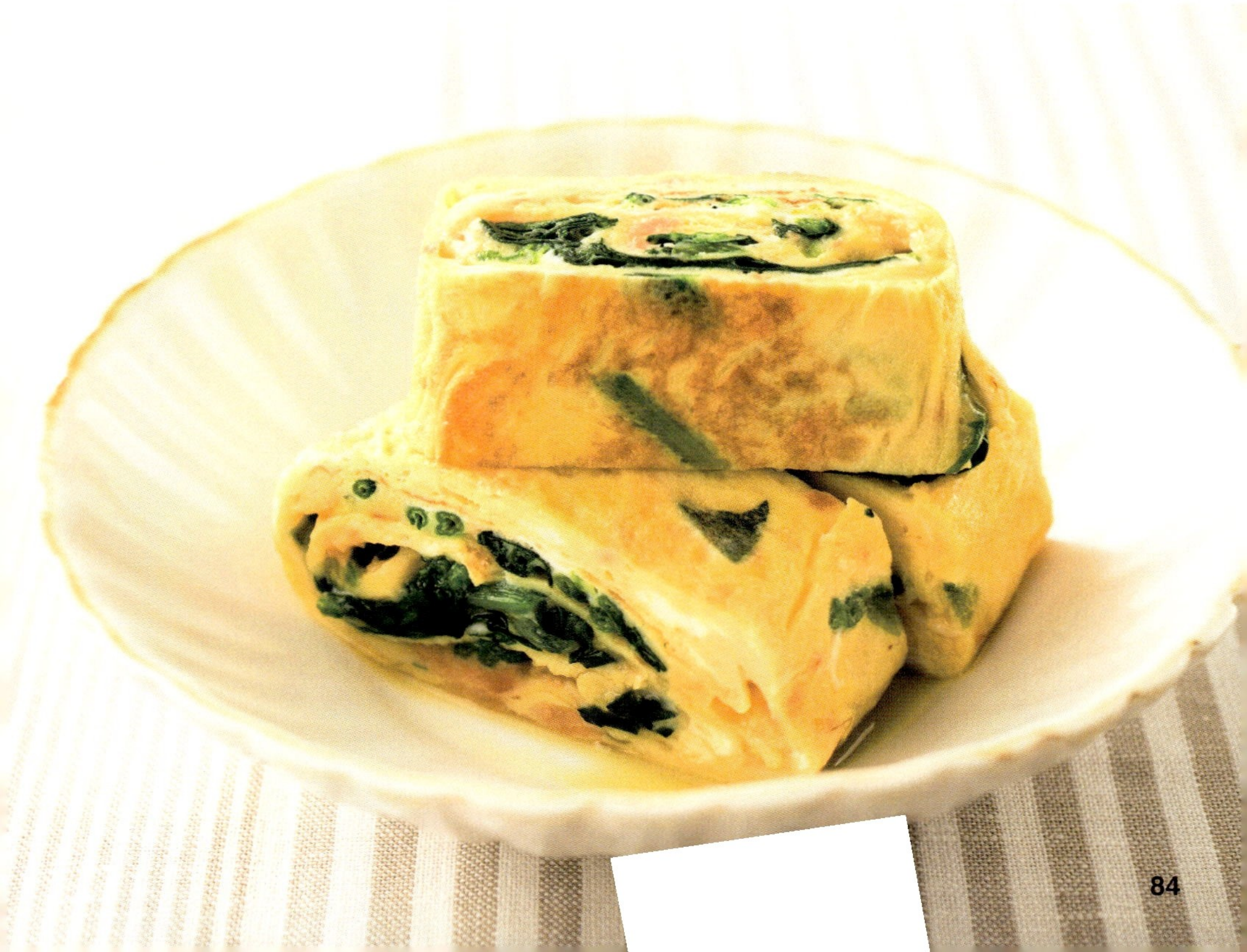

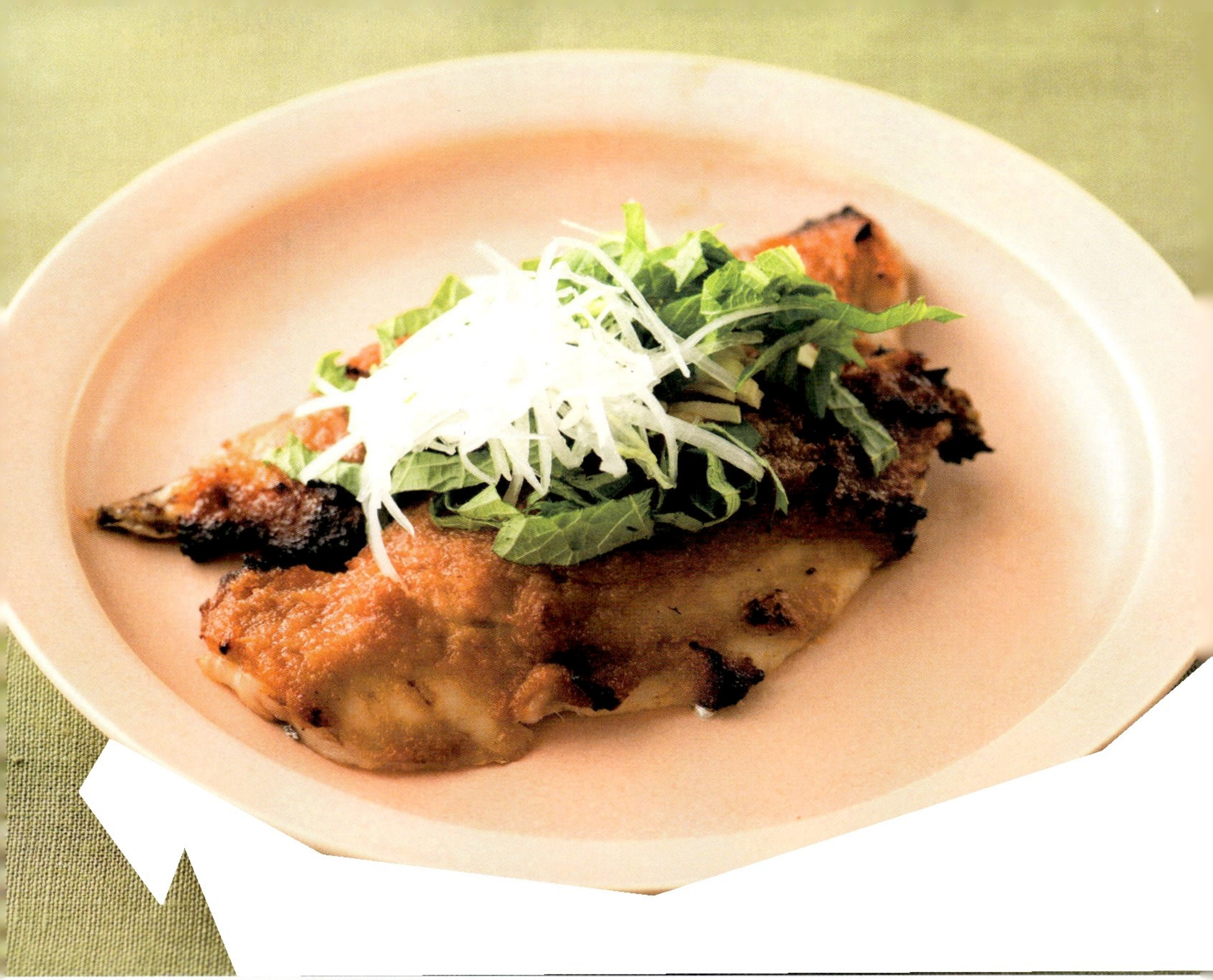

EPAやDHAなど体にいい不飽和脂肪酸が豊富

アジの甘みそ焼き

■材料（2人分）

アジ……2尾
（あるいは三枚おろしになっているもの）
長ネギ……¼本
青ジソ……2枚
ショウガ……1かけ（10g）
A みそ……大さじ2
ラカントS……大さじ½

■作り方

1 アジは三枚おろしにする。
2 長ネギは、半分はみじん切り、もう半分は白髪ネギにする。青ジソは茎を落とし、千切りにしておく。ショウガも千切りにする。
3 オーブンは、200℃に予熱しておく。
4 ボウルにAとネギのみじん切りを混ぜ合わせ、等分してアジの上に塗り、オーブンで約7分焼く。
5 皿に盛り、青ジソ、ショウガ、白髪ネギをのせる。

糖質	4.4g	たんぱく質	23.2g
エネルギー	163kcal	脂質	4.6g

シンプルな味付けで食材の味が楽しめます

カジキのステーキ

■材料（2人分）

カジキ……2切れ
塩・コショウ……各少々
アーモンドパウダー
……大さじ1（15g）
調理油……大さじ1
レモン（くし形切り）……2切れ
パセリ……適量
A しょうゆ……大さじ1
みりん……小さじ1
レモン汁……小さじ1

■作り方

1 カジキはキッチンペーパーでしっかりと水気をふき取り、軽く塩・コショウを振り、アーモンドパウダーをまぶす。余計な粉ははたいておく。
2 ボウルにAを合わせておく。
3 フライパンに調理油を熱し、1の両面を中火で焼き、2を加えて水気がなくなるまで煮からめる。
4 皿に盛り、パセリとレモンを添える。

糖質	3.3g	たんぱく質	20.5g
エネルギー	270kcal	脂質	18.3g

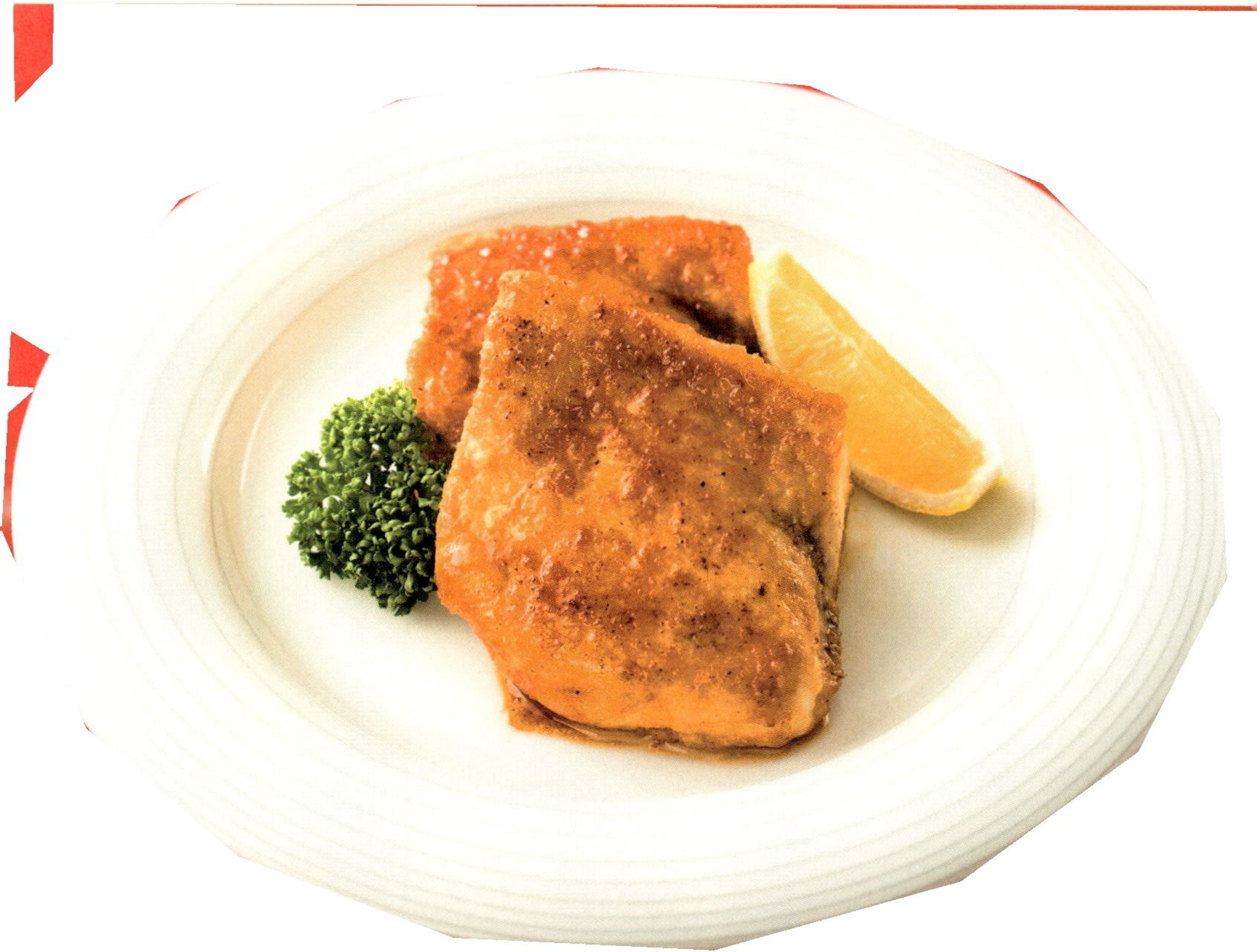

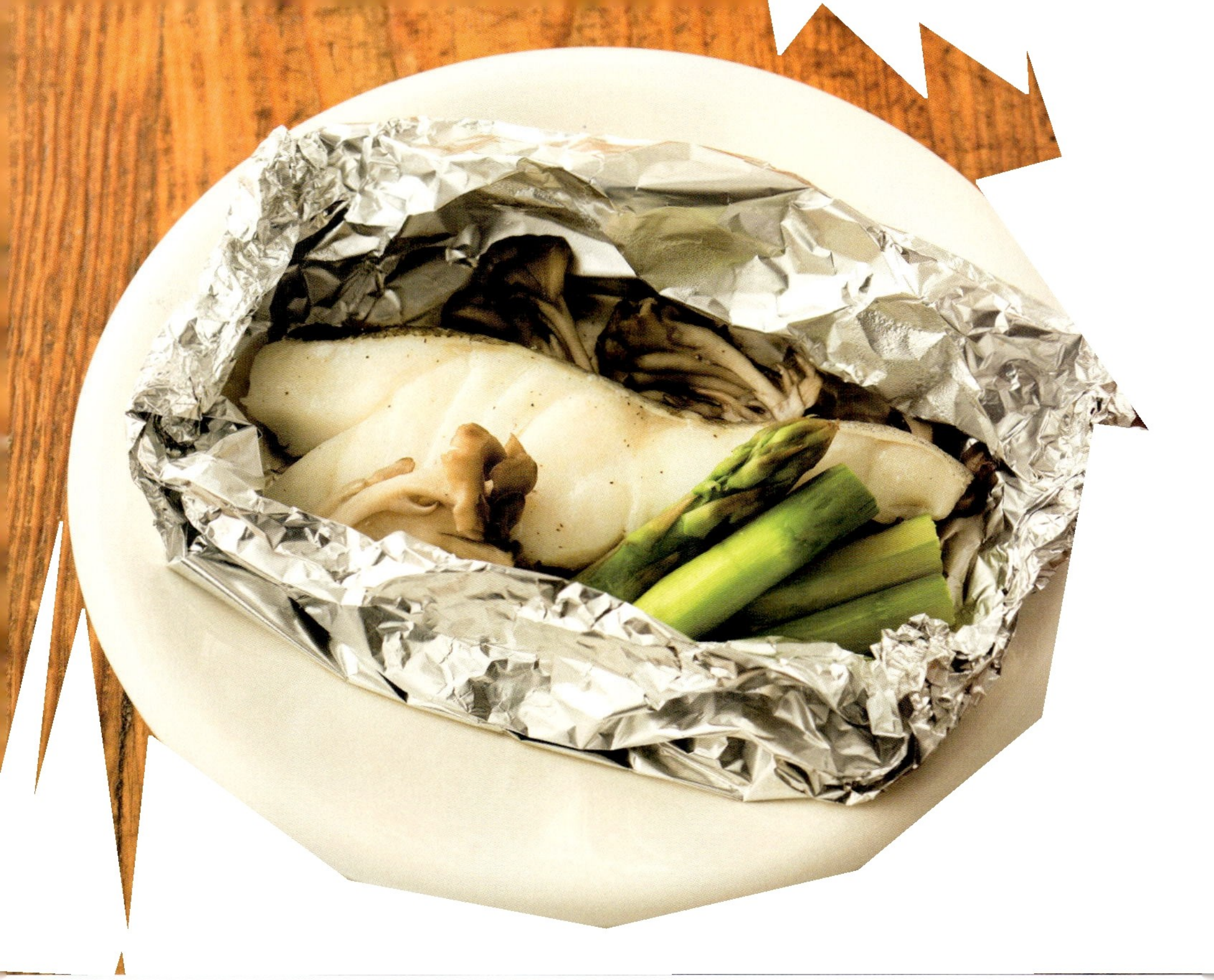

低カロリーだからうれしい！　白身魚なら何でもOK

包むだけ！　タラのホイル焼き

■材料（2人分）

タラ（またはほかの白身魚）
……2切れ
アスパラガス……2本
マイタケ……½パック
塩・コショウ……各少々
酒……大さじ1

■作り方

1 タラの両面に塩・コショウを振る。
2 アスパラガスはハカマを取り除き、かたい皮の部分はピーラーでむき、3等分する。マイタケは石づきを取って小房に分ける。
3 アルミ箔にタラを入れて酒を振り、マイタケとアスパラガスを入れて包む。
4 フライパンに水½カップを注ぎ、3を入れてふたをし、10分ほど蒸し焼きにする。

糖質	1.1g	たんぱく質	19.4g
エネルギー	96kcal	脂質	0.5g

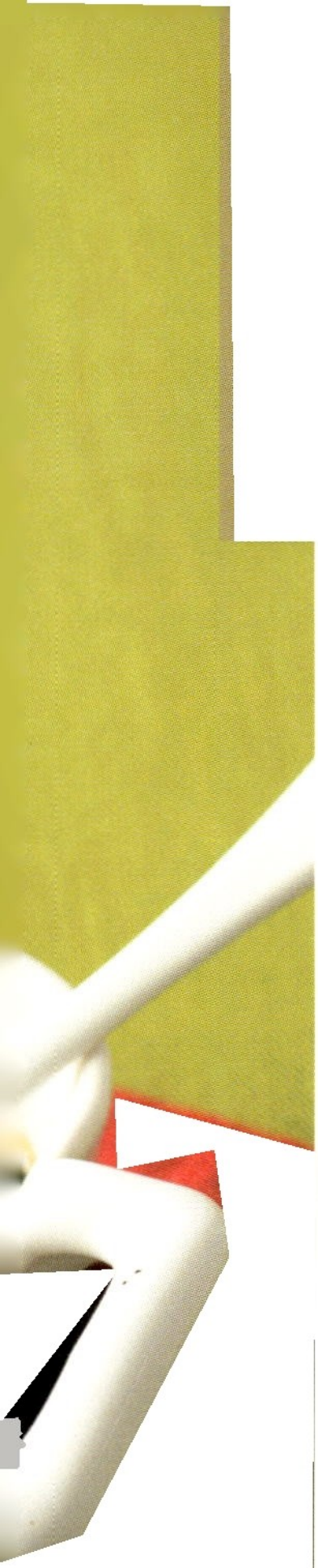

活用したい大豆製品

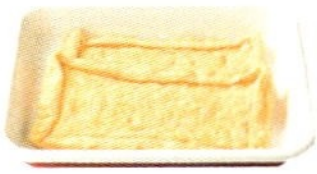

油揚げ
豆腐を切って油で揚げたもの。豆腐より脂質やビタミンEが多く含まれます。使う前には油抜きをして。

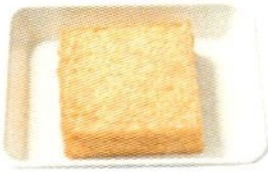

厚揚げ
木綿豆腐を揚げたもの。同じ量だと、木綿豆腐よりカルシウムや鉄分、たんぱく質は多く含まれます。

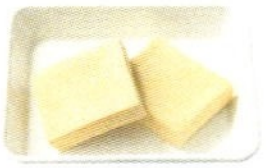

高野豆腐
豆腐から水分を抜いて乾燥させたもの。消化吸収に優れたたんぱく質を含み、ミネラルも豊富。

豆腐
豆腐はたんぱく質のほかサポニンなどの健康成分が豊富。絹豆腐よりも木綿豆腐のほうが低糖質です。

チーズで脂質をプラスし、コクをアップ

豆腐グラタン

■ 材料（2人分）

絹豆腐……1丁（300g）
ホウレンソウ……2株
シメジ……½パック
赤パプリカ……½個
粉チーズ……大さじ2
A めんつゆ（2倍濃縮タイプ）
……大さじ1
みそ……小さじ1

■ 作り方

1 豆腐は30分ほど水切りしておく。
2 ホウレンソウは5cm幅に切る。シメジは石づきを取り小房に分ける。パプリカは、5mm幅程度の薄切りにする。
3 2はすべて耐熱容器に入れてラップをし、電子レンジ（600W）で約3分加熱する。
4 オーブンは200℃に予熱しておく。
5 ボウルに豆腐を入れ手でつぶし、Aと3を加えてよく混ぜ合わせたら、耐熱皿に盛り、粉チーズをかけ、オーブンで約15分焼く。

糖質	7.1g	たんぱく質	12.4g
エネルギー	147kcal	脂質	6.9g

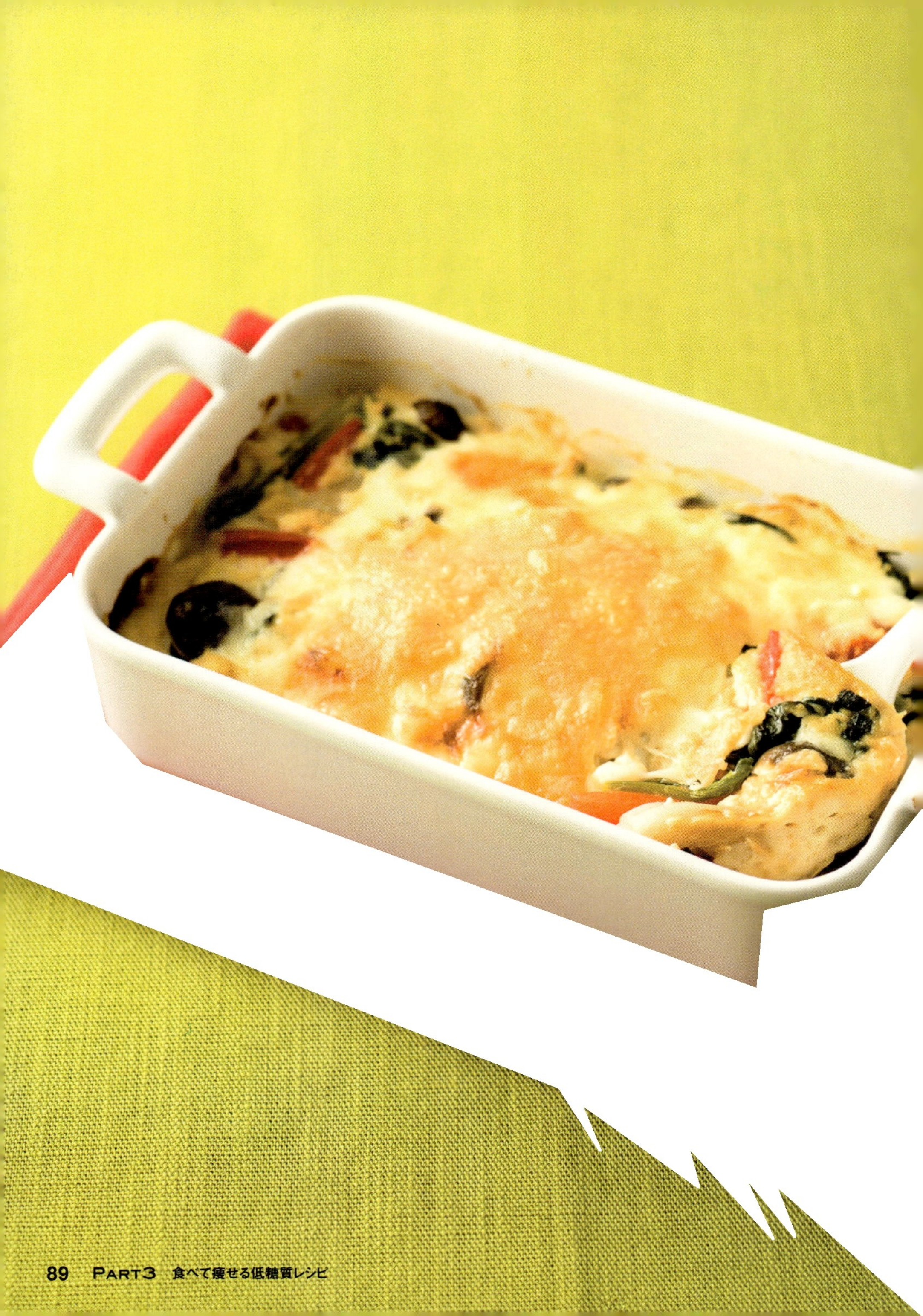

豆腐はしっかり下準備をしてやわらかく

やわらかい豆腐のそぼろがけ

■ 材料（2人分）

絹豆腐……1丁（300g）
豚ひき肉……100g
重曹……小さじ1
青ネギ……2本
調理油……小さじ1
A みそ……大さじ1
　ラカントS……小さじ½

■ 作り方

1 鍋に水2カップを入れて沸騰させる。そこに重曹と豆腐を加える。再度沸騰してから弱い中火で5分くらい加熱する。
2 ボウルにAを混ぜ合わせる。
3 フライパンに調理油を熱し、ひき肉を炒め、色が変わったら2を加え、よくからめ全体になじませる。
4 皿に1を盛って3をかけ、小口切りした青ネギをのせる。

糖質	4.3g	たんぱく質	17.9g
エネルギー	236kcal	脂質	15.1g

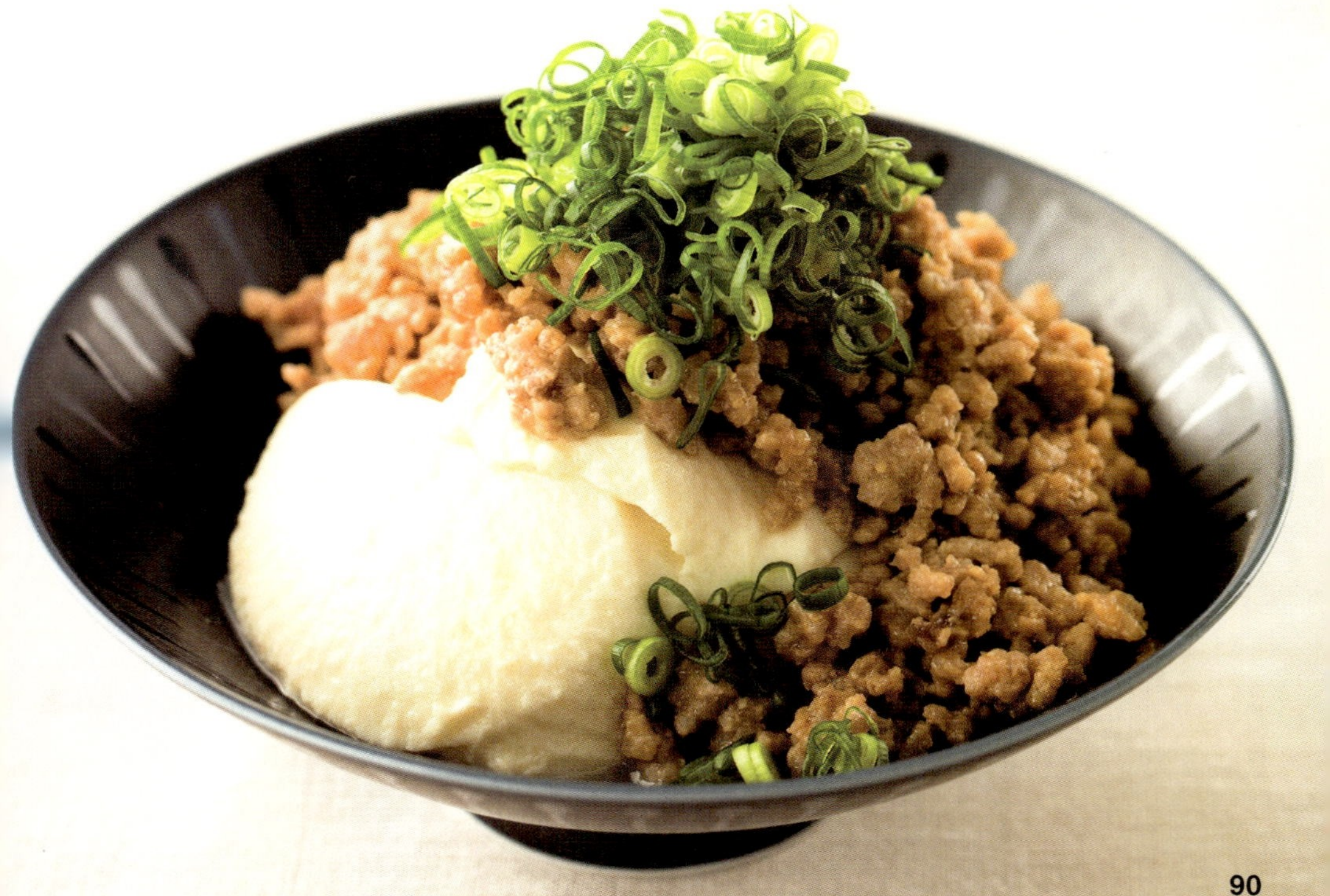

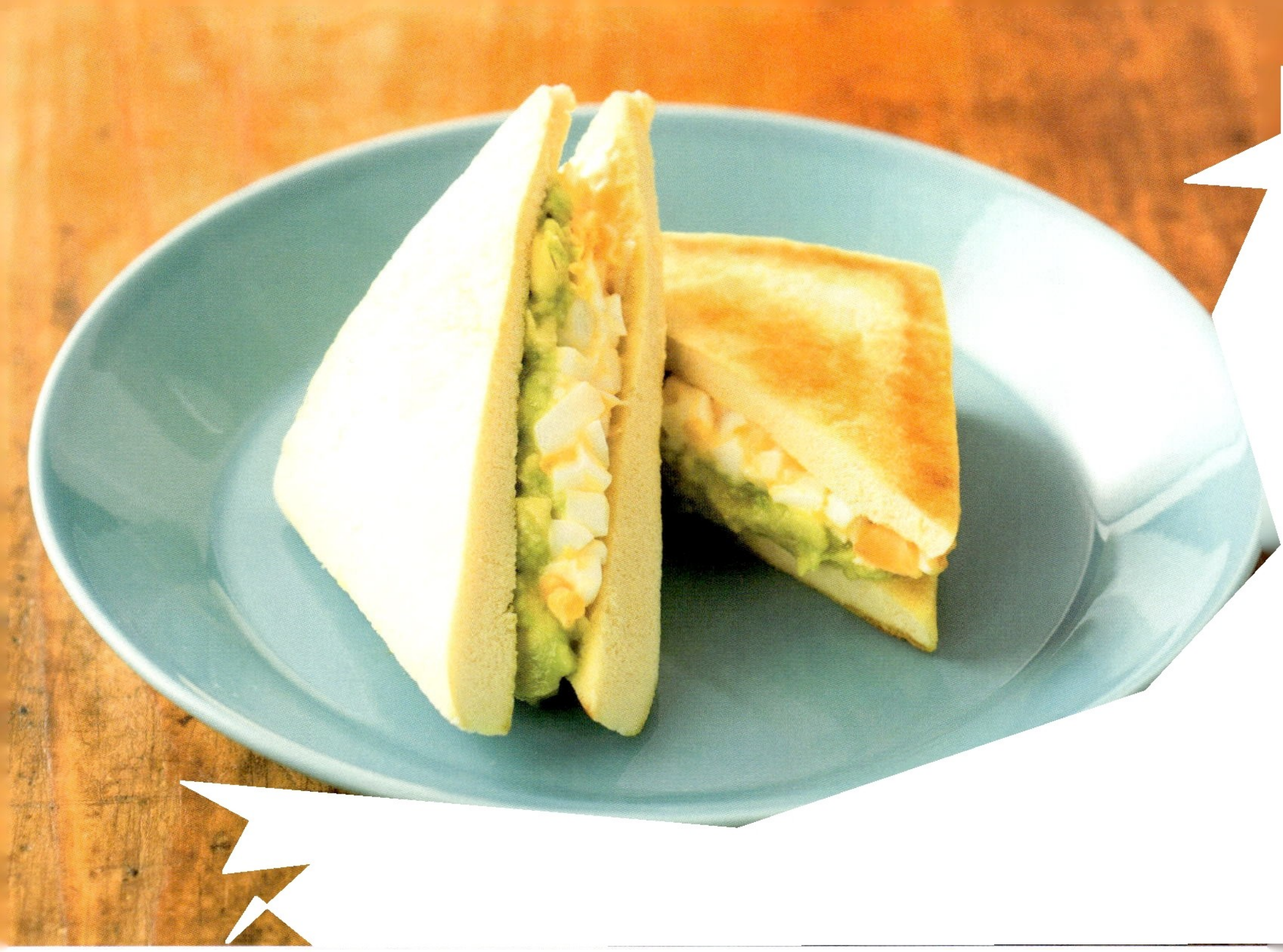

高野豆腐をパン代わりにした和風サンド

高野豆腐サンドイッチ

■材料（2人分）

高野豆腐……2個（32g）
ゆで卵……1個
アボカド……½個
マヨネーズ……大さじ1
塩……小さじ½
レモン汁……小さじ½
バター……小さじ2

■作り方

1 高野豆腐は水で戻し、手で押しつぶして水気をしぼる。厚さを半分に切る。
2 ゆで卵は細かく刻んでボウルに入れ、マヨネーズと塩を加えて混ぜる。
3 アボカドは種を取って皮をむき、細かく刻んでボウルに入れ、フォークなどでつぶしてペースト状にし、レモン汁を加える。
4 フライパンにバターを溶かし、1を入れて表面に焼き色をつけて取り出す。
5 4で2と3の具材をはさみ、三角に切る。

糖質	1.6g	たんぱく質	12.8g
エネルギー	293kcal	脂質	25.3g

植物性と動物性のダブルのたんぱく質を使って

肉巻き豆腐

材料（2人分）

豚ロース薄切り肉……6枚
木綿豆腐……1丁（300g）
調理油……小さじ1
塩・コショウ……各少々
A しょうゆ……大さじ2
　みそ……小さじ1
　酒……小さじ1
　ラカントS……15g
　ニンニク（すりおろし）
　　……小さじ½
　輪切り唐辛子……少々（2g）

作り方

1 豆腐は30分ほど水切りしたら、6等分しておく。
2 ボウルにAを混ぜ合わせておく。
3 豚肉に塩・コショウをして広げ、1の豆腐1切れを置き巻きつける。残りも同じようにする。
4 フライパンに調理油を熱し、3のつなぎ目を下にして焼き、全面の色が変わったら、2を加えて煮からめる。

糖質	4.9g	たんぱく質	23.3g
エネルギー	308kcal	脂質	20.0g

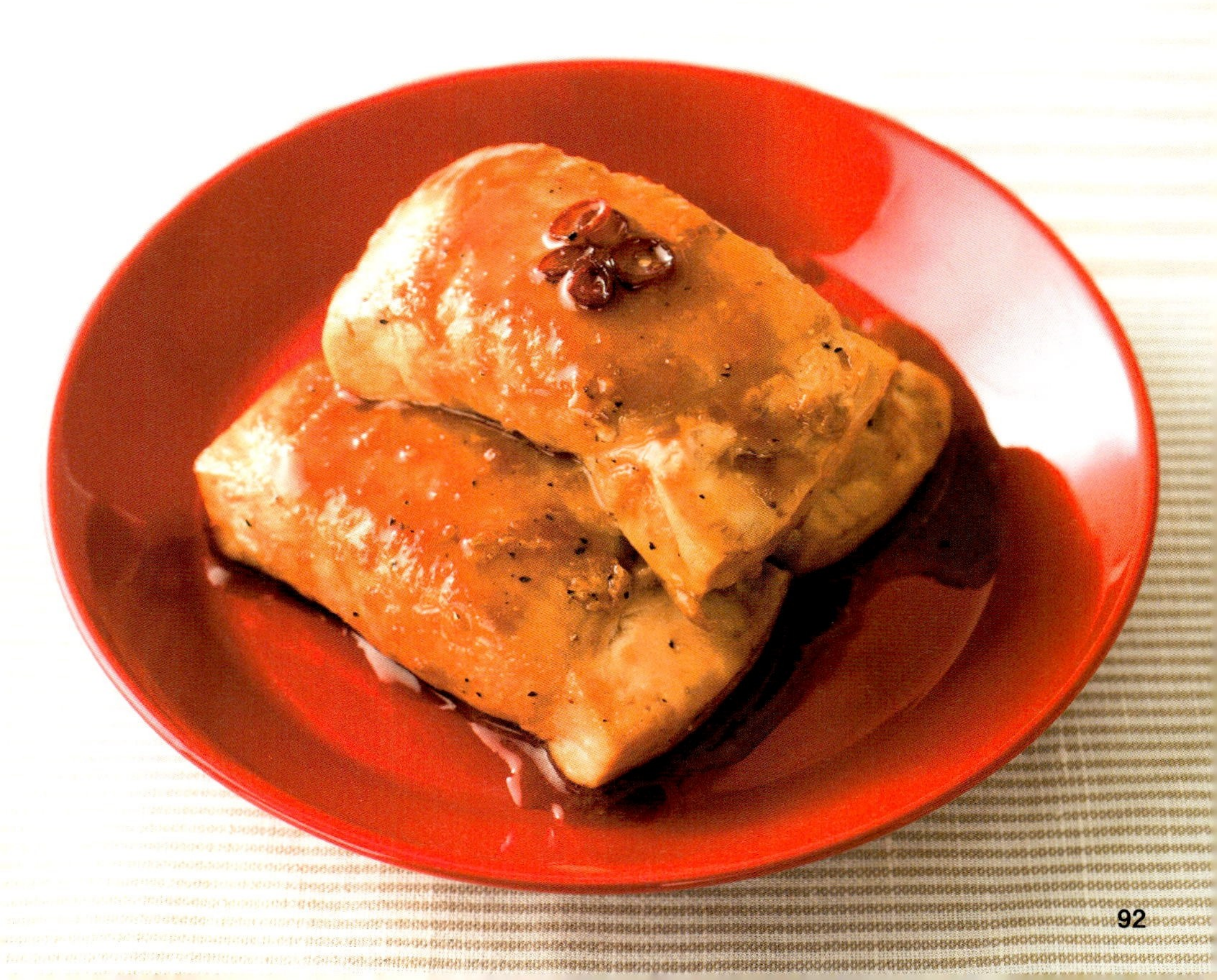

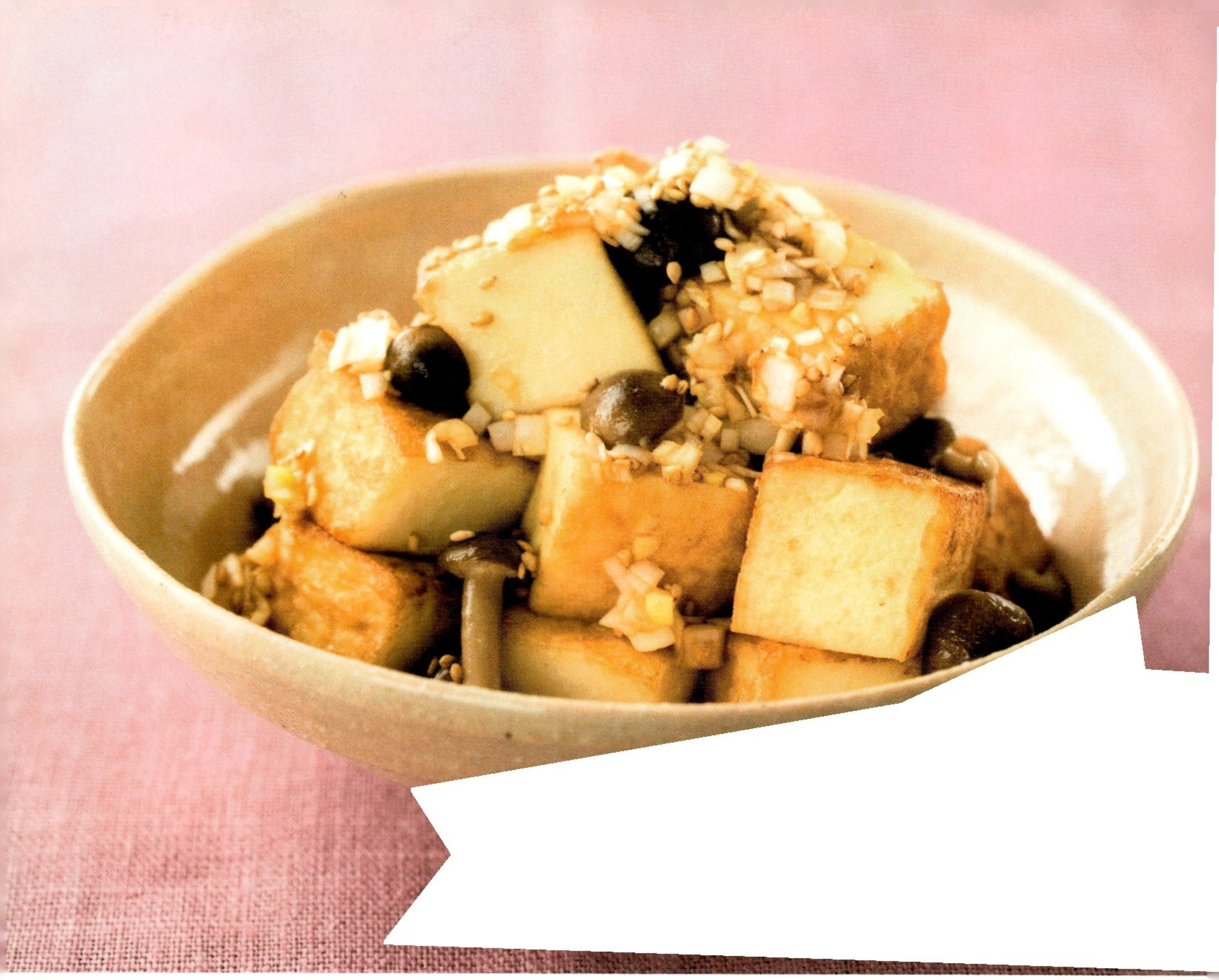

厚揚げはしっかり焼いて香ばしく

厚揚げとキノコの中華ダレあえ

■ 材料（2人分）

厚揚げ……1パック（230g）
シメジ……1パック
調理油……小さじ1
長ネギ……¼本
白いりゴマ……小さじ2
A しょうゆ……大さじ2
　ラカントS……大さじ2
　穀物酢……大さじ½
　水……大さじ½

■ 作り方

1 厚揚げを3cm角の大きさに切る。長ネギはみじん切りにする。シメジは石づきを取り小房に分ける。
2 耐熱容器にAを混ぜ合わせて電子レンジ（600W）で約1分加熱し、ネギとゴマを混ぜ合わせる。
3 フライパンに調理油を熱し、厚揚げを入れてよく返しながらまんべんなく焼き目をつけ、表面がカリカリになったらシメジを加えて火を通す。
4 皿に盛り、2をかける。

糖質	4.4g	たんぱく質	28.4g
エネルギー	411kcal	脂質	30.0g

保存がきいて使い勝手がいい便利食材!

缶詰の簡単アレンジレシピ

味付けによって糖質量が変わるので、低糖質のものを上手に活用しましょう。

活用したい缶詰

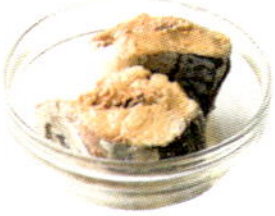

サバの水煮缶

水煮は魚を塩水で煮込んだもの。サバに限らず糖質はほとんど含まれません。みそ煮などは糖質が多いのでNG。

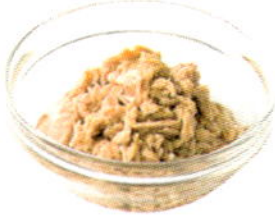

マグロフレーク缶(ツナ缶)

水煮は脂質が少なくダイエット向き。EPAやDHAを含みます。味がついているものはNG。

味を引き締める黒コショウをたっぷりかけて

サバ缶とキノコの炒めもの

材料(2人分)

サバ缶……1缶(220g)
マイタケ……½パック
シイタケ……3個
シメジ……½パック
青ネギ(小口切り)……少々
塩……一つまみ(2g)
酒……大さじ½
黒コショウ……少々
調理油……小さじ1
A だし汁……25g
　穀物酢……大さじ½
　しょうゆ……小さじ1

作り方

1 キノコ類は石づきを取る。シイタケは薄切りに、マイタケとシメジは小房に分ける。
2 フライパンに調理油を熱し1を炒め、塩を入れて水気が出たら酒を加え、アルコールの香りを飛ばす。水気がなくなるまで煮詰めたら、サバ缶を汁ごと入れ火を通し、Aを入れて全体になじませるように汁気がなくなるまで炒める。
3 皿に盛り、青ネギを散らし、黒コショウを振る。

糖質……1.6g	たんぱく質……25.7g
エネルギー……255kcal	脂質……14.8g

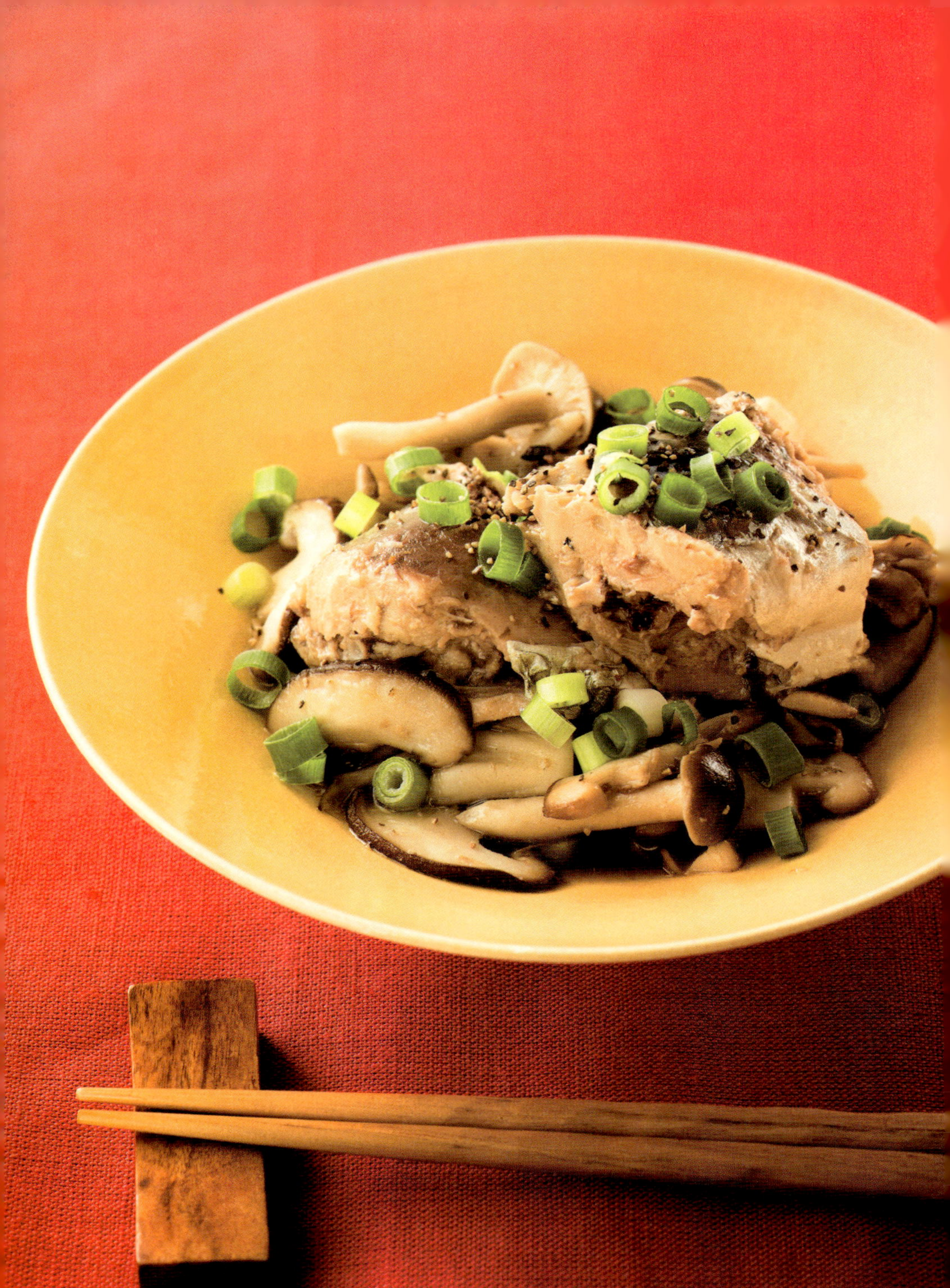

香味野菜のネギをたっぷり入れて食べやすく

サバ缶 ゴマみそダレのあえもの

■ 材料（2人分）

サバ缶……1缶（220g）
長ネギ……¼本
カイワレ大根……1パック
調理油……小さじ1
A みそ……大さじ2
　酒……大さじ1
　白すりゴマ……大さじ1

■ 作り方

1 長ネギはみじん切りにしておく。
2 ボウルにAを合わせ、1を混ぜる。
3 サバ缶は、汁を捨てておく。
4 フライパンに調理油を熱し、サバを入れて軽く火を通し、2を加えて、全体をからめるように炒める。
5 皿に盛り、適当な長さに切ったカイワレ大根をのせる。

糖質……4.8g	たんぱく質……26.6g
エネルギー……309kcal	脂質……17.8g

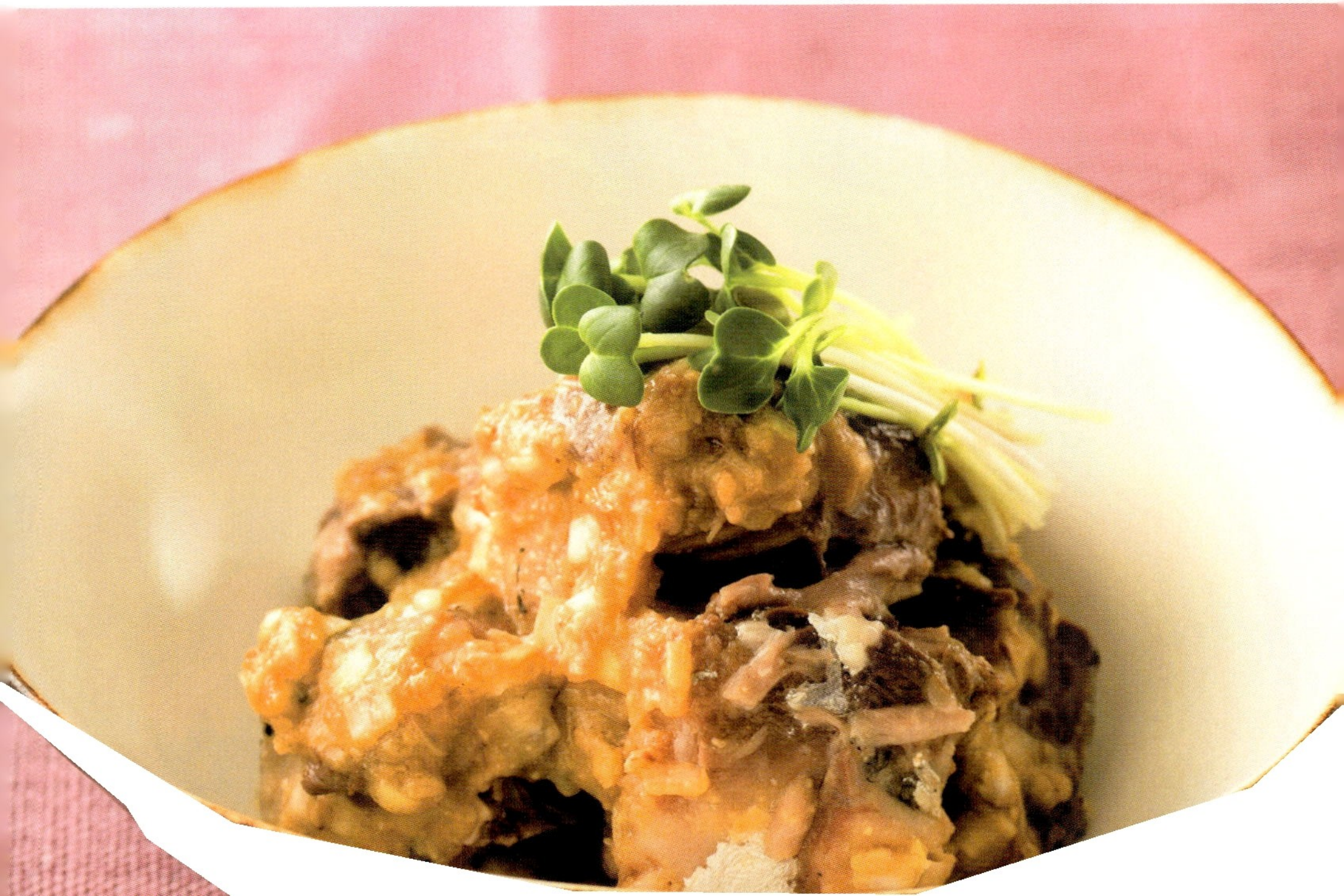

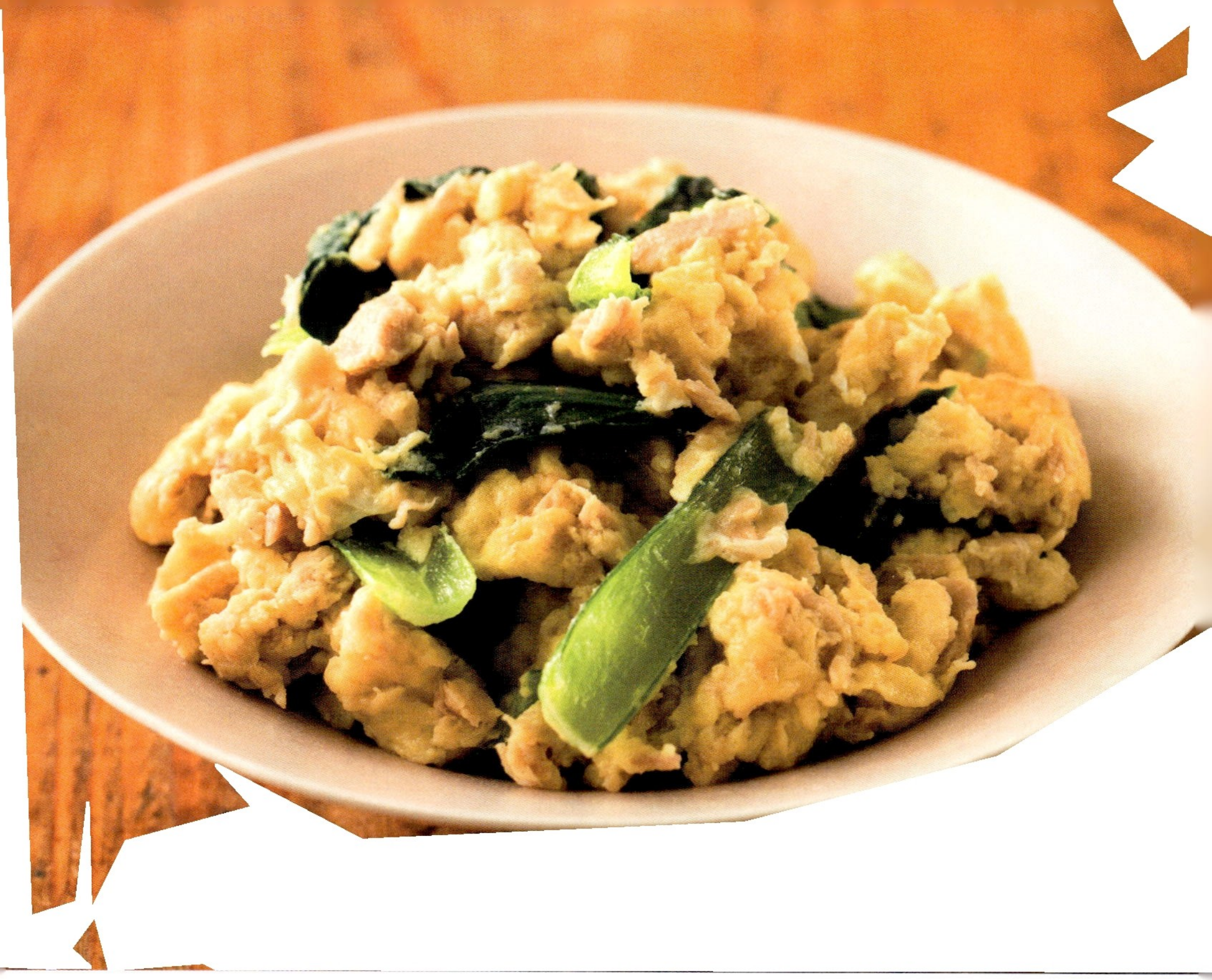

食物繊維やビタミンCも一緒にとれる

ツナの卵炒め

■材料（2人分）

ツナ缶……1缶（80g）
卵……2個
小松菜……1株
和風だし（顆粒）……5g
調理油……小さじ1
塩・コショウ……各少々
しょうゆ……小さじ1

■作り方

1 小松菜は熱湯でさっとゆで、水気をしぼって、5cm幅に切る。
2 ツナ缶は、余分な油をきっておく。
3 卵をボウルに割り入れ、和風だしを加えてよく混ぜ合わせる。
4 フライパンに調理油を熱し、ツナと小松菜を入れて炒め、3を加え、塩・コショウ・しょうゆで味をととのえ、卵が固まったら火を止める。

糖質	1.5g	たんぱく質	14.4g
エネルギー	142kcal	脂質	8.0g

活用したい食材

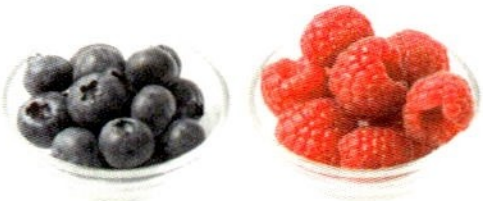

ブルーベリー・ラズベリー
果物の中で一番糖質が低いのがベリー類。ビタミンやミネラルのほか、ポリフェノールも豊富。

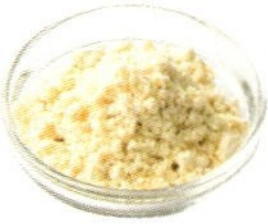

大豆粉
大豆粉は生の大豆を粉にしたもので青臭さが特徴。小麦粉の代わりに使えると注目されています。

ヨーグルト
糖質を使うなら無糖のプレーンヨーグルトに量を少なめに。腸内環境を整えてくれるので上手に活用して。

低糖質の果物を使用

ブルーベリーヨーグルトゼリー

■ 材料（4カップ）

［ヨーグルトゼリー］
プレーンヨーグルト……300g
生クリーム……¼カップ
豆乳……¼カップ
ラカントS……30g
粉ゼラチン……8g

［ブルーベリームース］
ブルーベリー……30g
生クリーム……130ml
粉ゼラチン……5g
豆乳……¼カップ

［飾り］
ブルーベリー……6粒
ミント……適量

■ 作り方

1 ヨーグルトゼリーを作る。豆乳を耐熱容器に入れて電子レンジ（600W）で約30秒加熱し、粉ゼラチンとラカントSを入れて溶かす。
2 ボウルにヨーグルトと生クリーム、1を入れてよくかき混ぜ、カップの半分まで流し込み、冷蔵庫で1時間ほど冷やし固めておく。
3 ブルーベリームースを作る。豆乳を耐熱容器に入れて電子レンジ（600W）で約30秒加熱してから粉ゼラチンを加えて溶かし、つぶしたブルーベリーを加えて、よくかき混ぜる。
4 ボウルに生クリームを入れて7分立てまで泡立てたら、3を入れてよく混ぜ合わせ、冷蔵庫から取り出した2にのせ、さらに冷蔵庫で30分ほど冷やし固める。
5 4にブルーベリーとミントを飾る。

糖質	13.7g	たんぱく質	14.9g
エネルギー	539kcal	脂質	46.1g

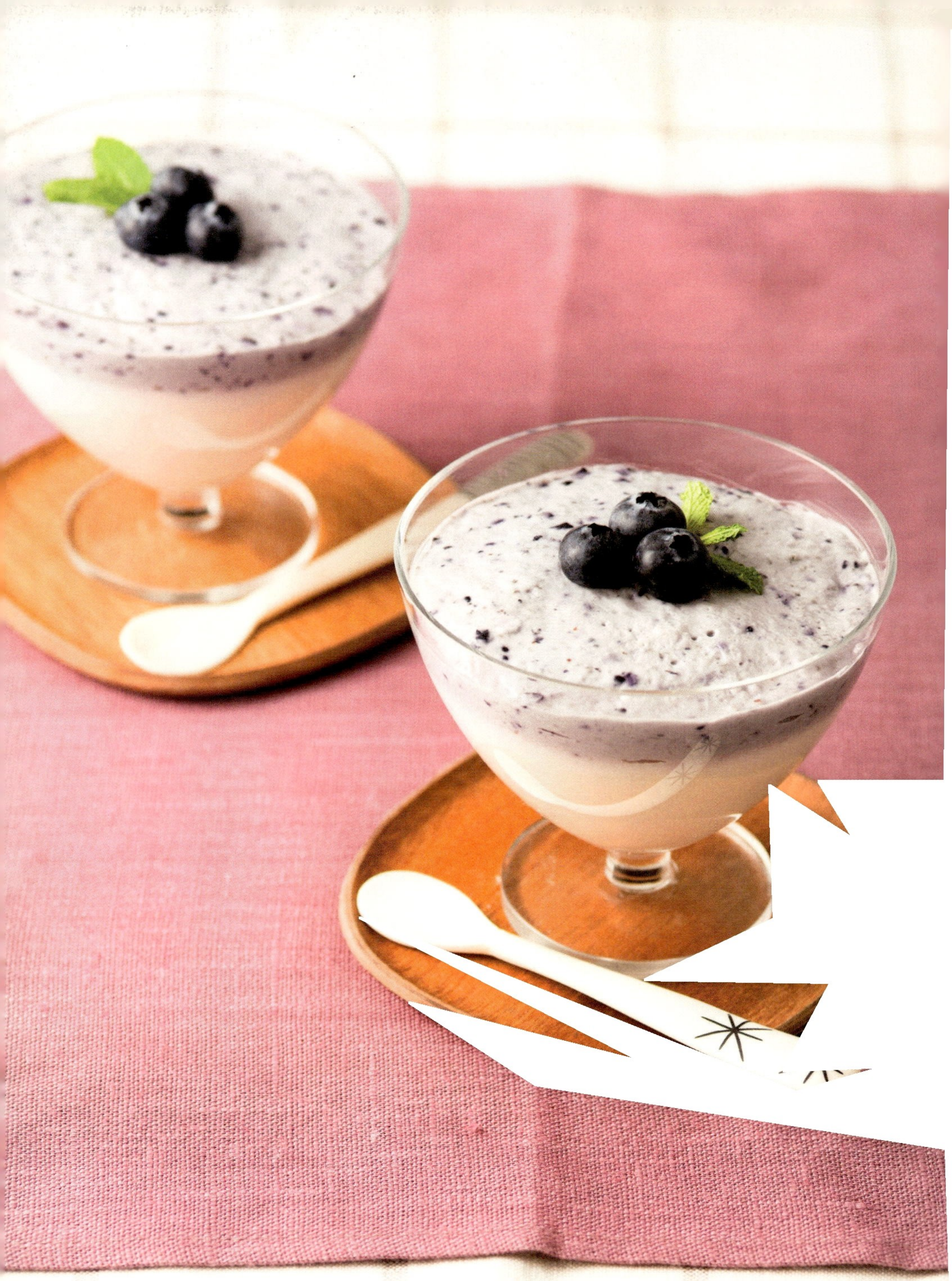

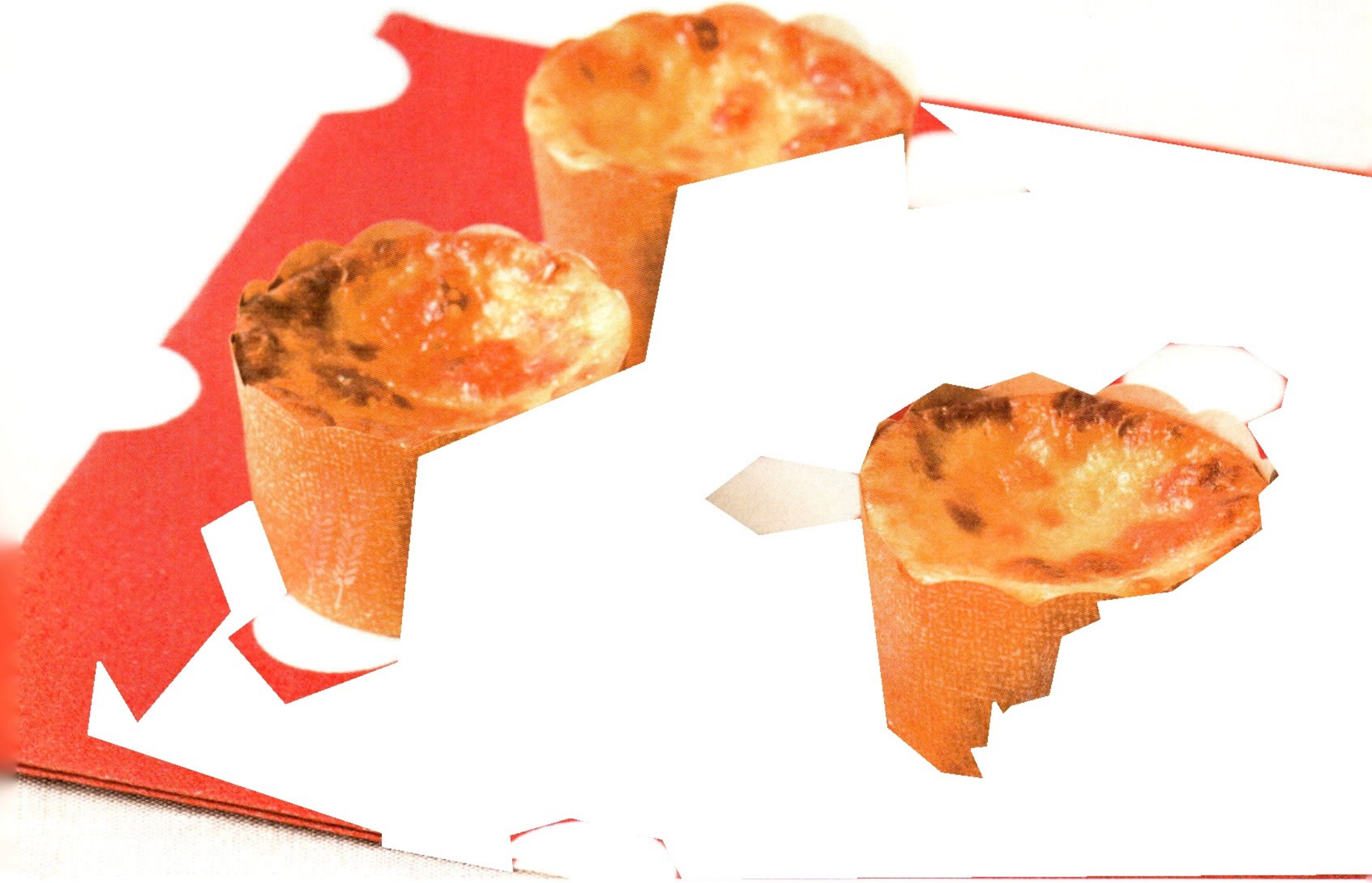

豆腐と大豆粉入りのたんぱく質スイーツ

ヨーグルトの焼き菓子

■材料（直径4cmの型10個分）

プレーンヨーグルト……½カップ
絹豆腐……⅓丁（100g）
粉チーズ……大さじ2
ラカントS……大さじ2と½強
レモン汁……大さじ1
卵……2個
大豆粉……大さじ2
ベーキングパウダー……小さじ1

■作り方

1 豆腐は30分ほど水切りしておく。
2 ヨーグルト、豆腐、粉チーズ、ラカントSの半量、レモン汁をミキサーにかける。
3 2をボウルに入れ、残りのラカントSを加え3分ほど泡立てる。
4 ボウルに卵を割り入れ湯煎にかけ、底をあたためながら混ぜ合わせ、全体的にふんわりしてきたら3を加えて底からすくい上げるように混ぜ、大豆粉とベーキングパウダーを入れてダマがなくなるまで軽く混ぜる。
5 型の8分目程度まで4を流し入れて、180℃に予熱しておいたオーブンで30〜40分焼く。

糖質	2.1g	たんぱく質	5.5g
エネルギー	68kcal	脂質	3.7g

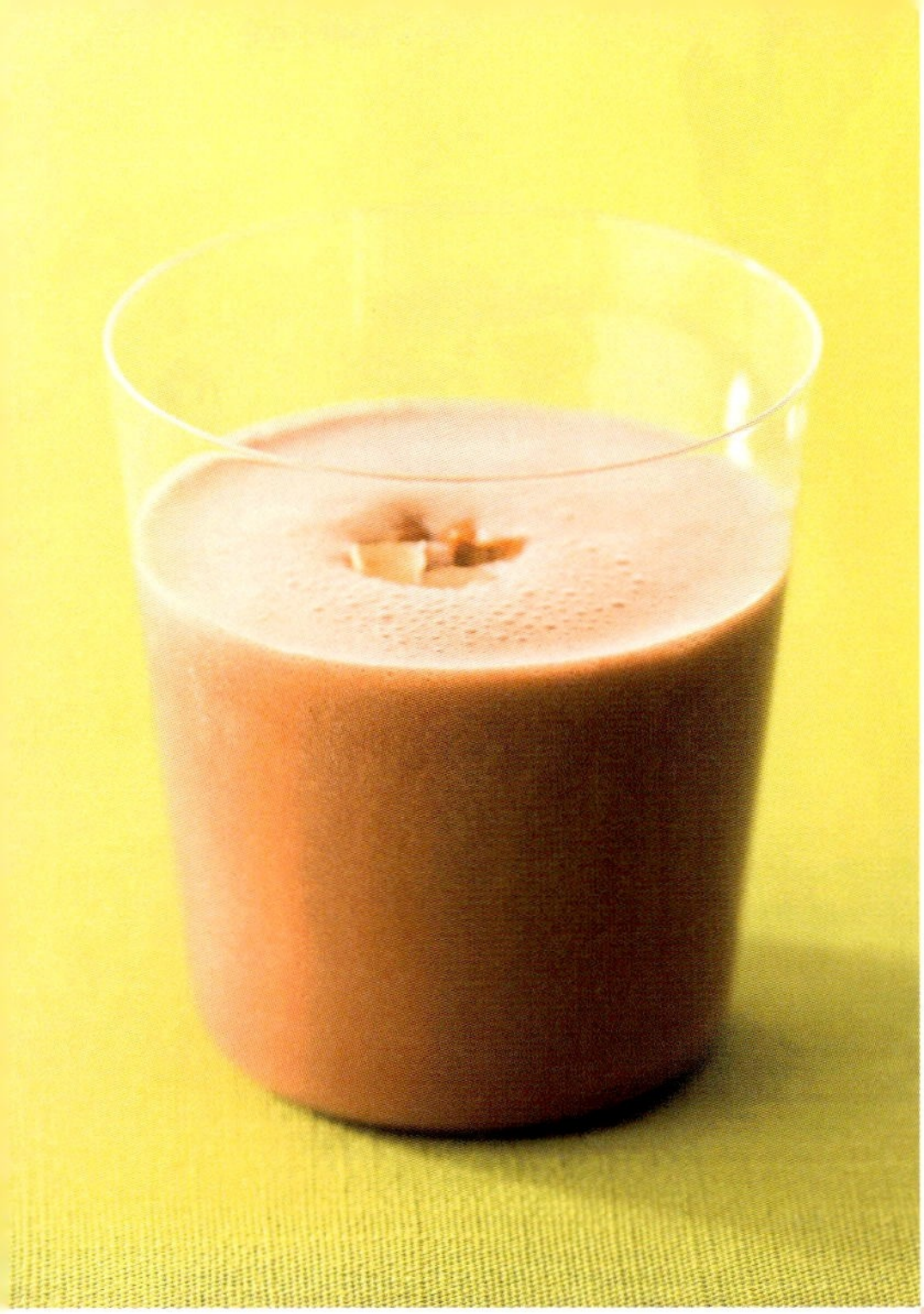

カカオ100%のピュアココアは
低糖質フードです

低糖ナッツココア スムージー

■ 材料（2人分）

豆乳……¼カップ
ピュアココア……小さじ½
ラカントS……大さじ1
アーモンドミルク……1カップ

■ 作り方

すべての材料をミキサーにかけ、コップに注ぎ、スライスアーモンド（分量外）を散らす。

糖質	1.6g	たんぱく質	3.9g
エネルギー	77kcal	脂質	6.2g

プレーンヨーグルトでたんぱく質をプラス

低糖ラズベリー スムージー

■ 材料（2人分）

プレーンヨーグルト……50g
ラズベリー……5粒
豆乳……¾カップ

■ 作り方

すべての材料をミキサーにかけ、コップに注ぎ、ラズベリー（分量外）をのせる。

糖質	3.8g	たんぱく質	3.8g
エネルギー	54kcal	脂質	2.3g

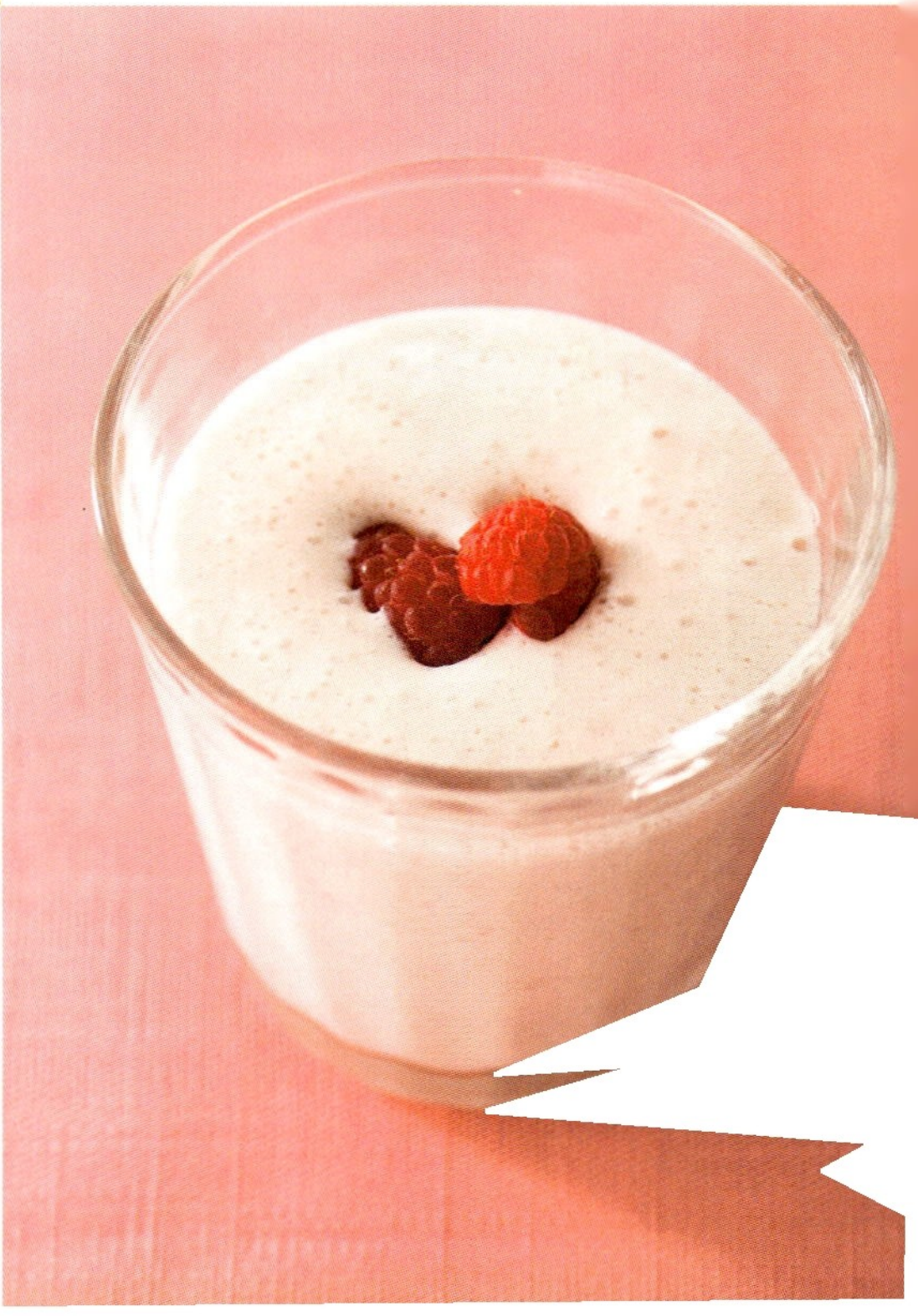

まずはチャレンジ!

低糖質レシピ2週間プログラム

3日目	2日目	1日目	
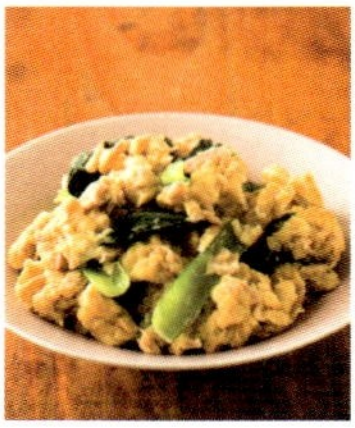 ・ツナの卵炒め ・畑の肉プレート	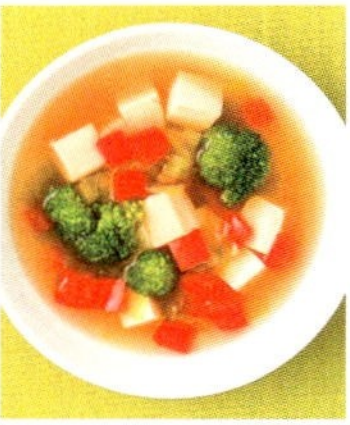 ・豆腐と野菜のコンソメスープ ・畑の肉プレート	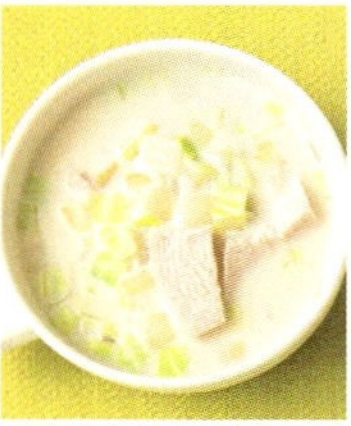 ・鶏肉たっぷり豆乳スープ ・海鮮プレート	朝
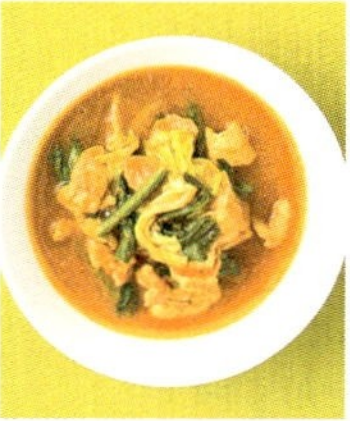 ・豚肉のカレースープ ・海鮮プレート	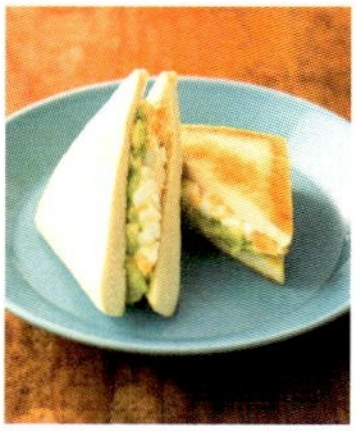 ・高野豆腐サンドイッチ ・鮭フレーク入り卵焼き	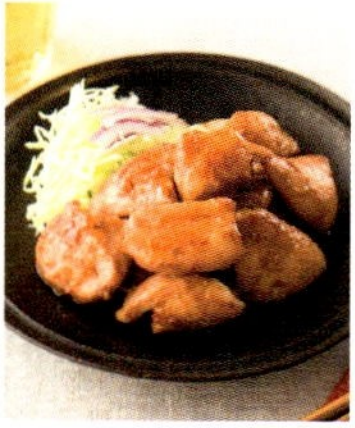 ・鶏もも肉のショウガ焼き ・鶏ササミプレート	昼
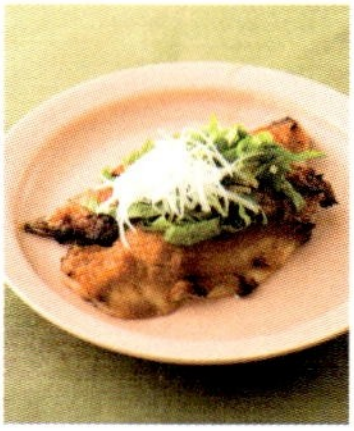 ・アジの甘みそ焼き ・やわらか豆腐のそぼろがけ	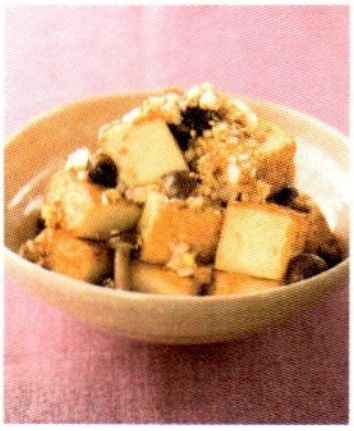 ・厚揚げとキノコの中華ダレあえ ・ネバネバプレート	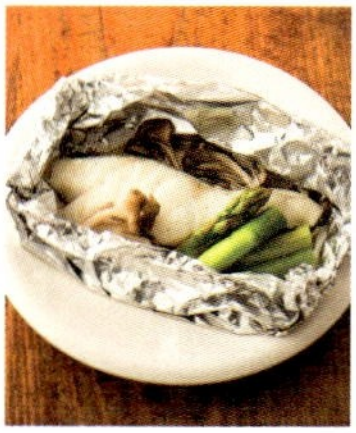 ・包むだけ!タラのホイル焼き ・ネバネバプレート	夜

低糖質の食事に慣れて結果が出始めるまで、最低でも２週間。まずは、この期間をしっかり乗り切ることが肝心です。とはいえ、何を食べたらよいのか考えるのもちょっと負担……というわけで、本書で紹介する低糖質のスープや主菜を組み合わせた、朝食、昼食、夕食の２週間プログラムをご提案します。３食ともメインとサブの２品以上あるのでお腹も大満足！

7日目	6日目	5日目	4日目
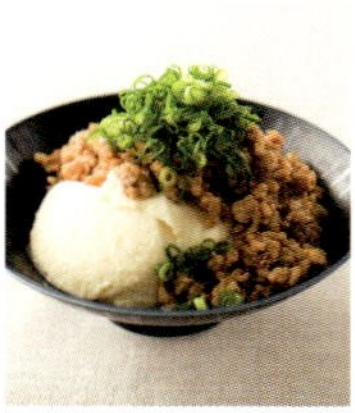 ・やわらか豆腐のそぼろがけ ・ネバネバプレート	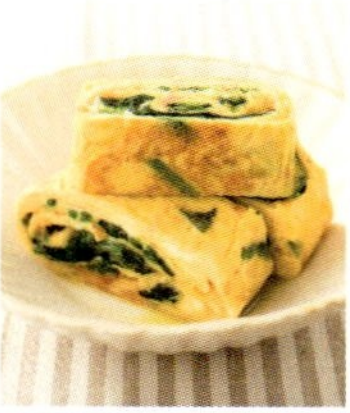 ・鮭フレーク入り卵焼き ・畑の肉プレート	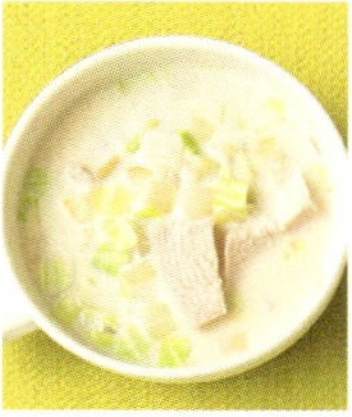 ・鶏肉たっぷり豆乳スープ ・ネバネバプレート	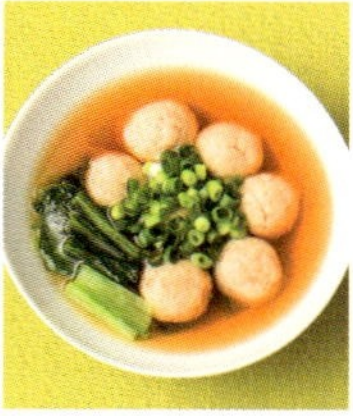 ・肉団子スープ ・ツナの卵炒め
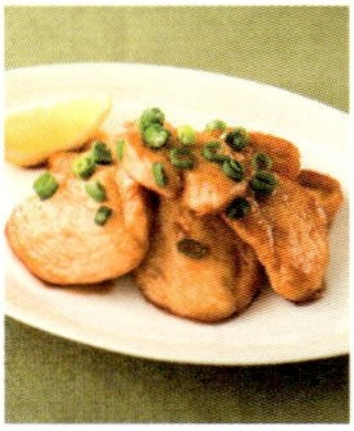 ・鶏むね肉のナゲット風炒め ・海鮮プレート	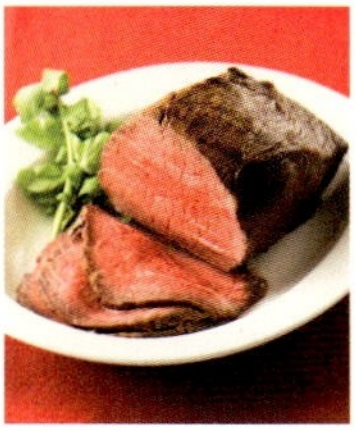 ・ローストビーフ ・畑の肉プレート	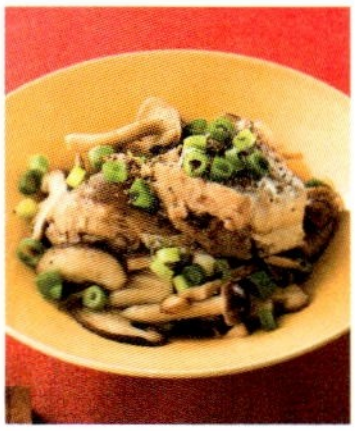 ・サバ缶とキノコの炒めもの ・肉団子スープ	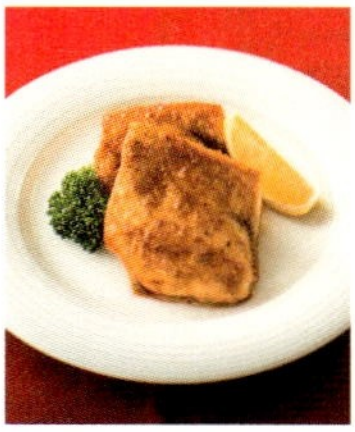 ・カジキのステーキ ・鶏ササミプレート
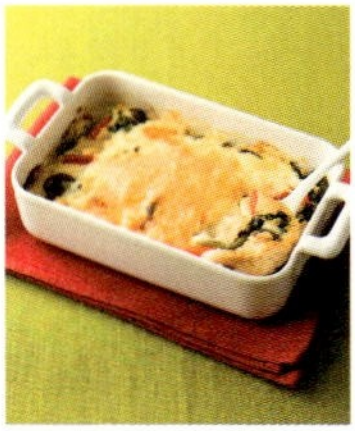 ・豆腐グラタン ・豆腐と野菜のコンソメスープ	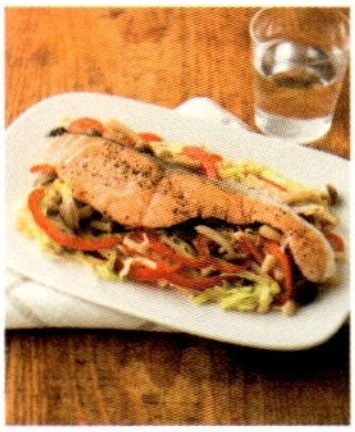 ・鮭のちゃんちゃん焼き ・肉団子スープ	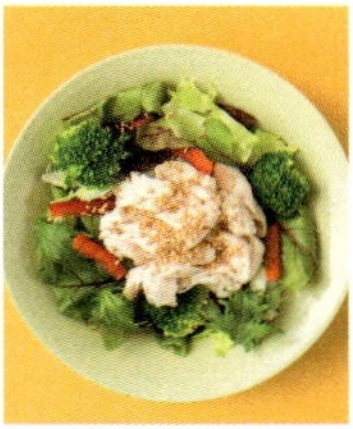 ・鮭フレーク入り卵焼き ・鶏ササミプレート	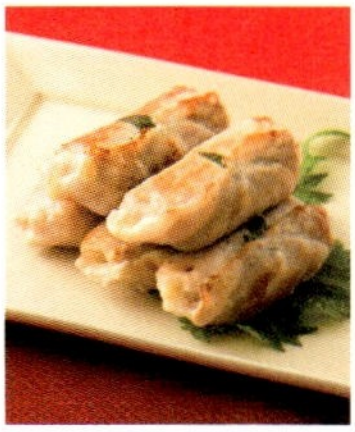 ・豚肉の青ジソ巻きチーズ ・豆腐と野菜のコンソメスープ

10日目	9日目	8日目	
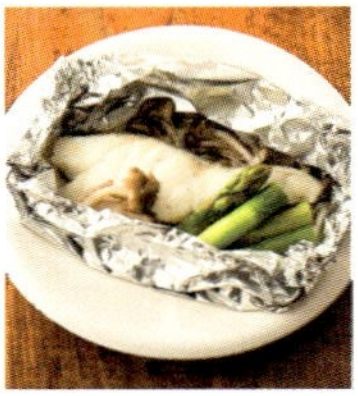 ・包むだけ! タラのホイル焼き ・畑の肉プレート	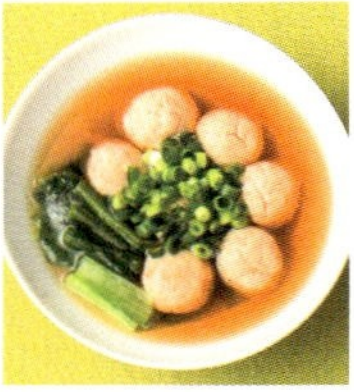 ・肉団子スープ ・ツナの卵炒め	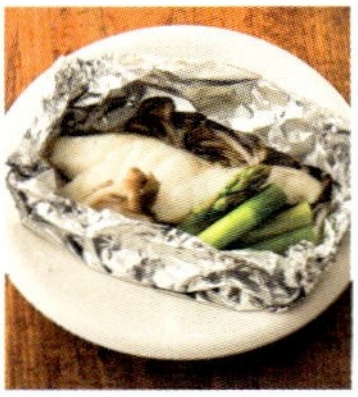 ・包むだけ! タラのホイル焼き ・ネバネバプレート	朝
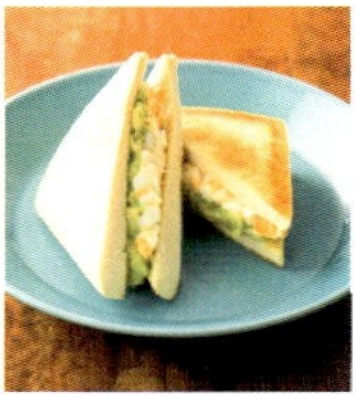 ・高野豆腐 サンドイッチ ・海鮮プレート	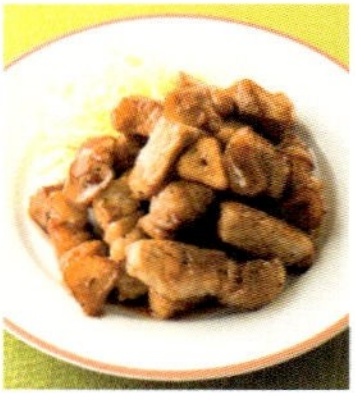 ・ニンニクたっぷり 豚テキ ・海鮮プレート	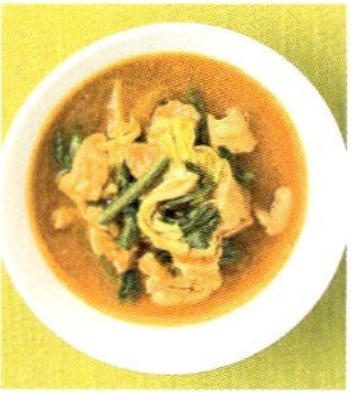 ・豚肉の カレースープ ・海鮮プレート	昼
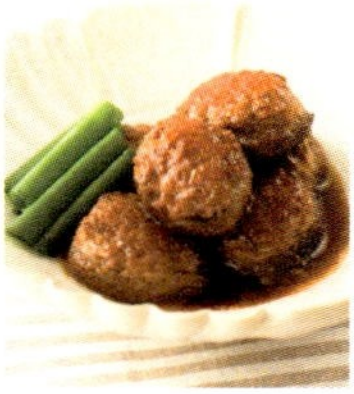 ・シイタケの 肉詰めハンバーグ ・海鮮プレート	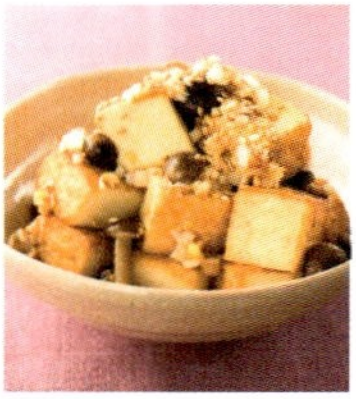 ・厚揚げとキノコの 中華ダレあえ ・ネバネバプレート	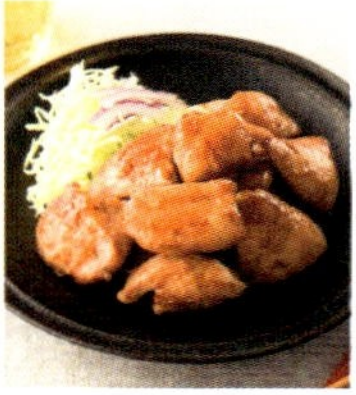 ・鶏もも肉の ショウガ焼き ・ネバネバプレート	夜

14日目	13日目	12日目	11日目
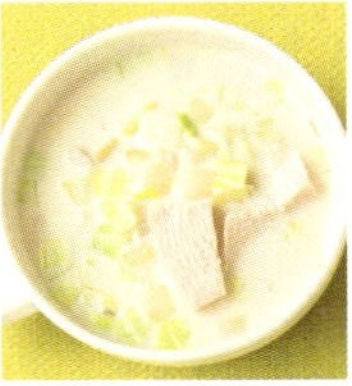	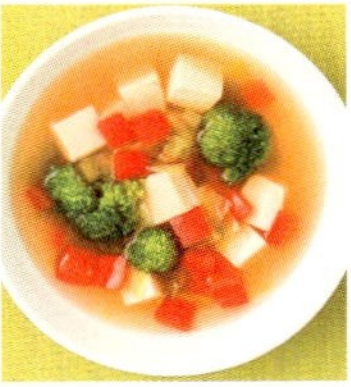	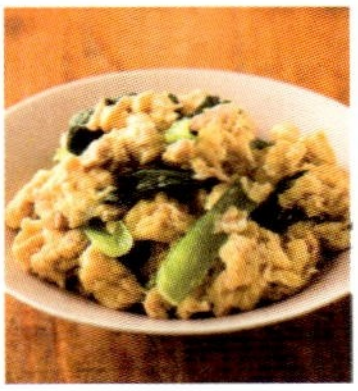	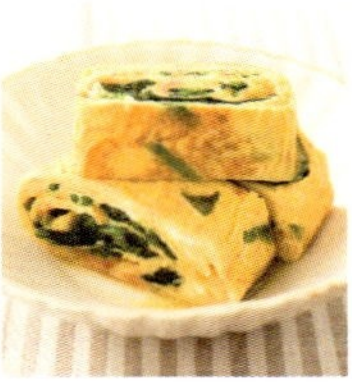
・鶏肉たっぷり豆乳スープ ・ネバネバプレート	・豆腐と野菜のコンソメスープ ・鶏ササミプレート	・ツナの卵炒め ・畑の肉プレート	・鮭フレーク入り卵焼き ・畑の肉プレート
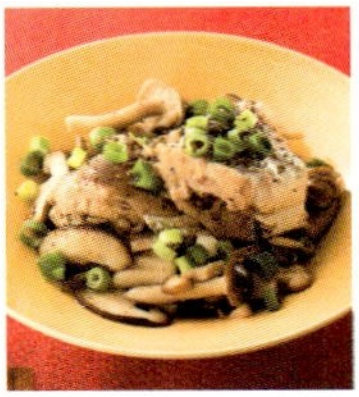	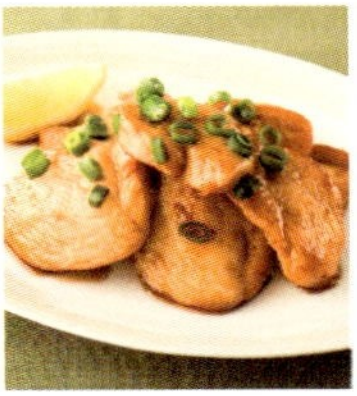	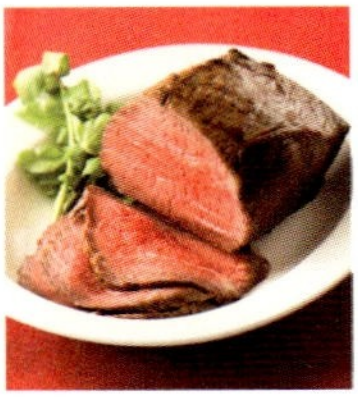	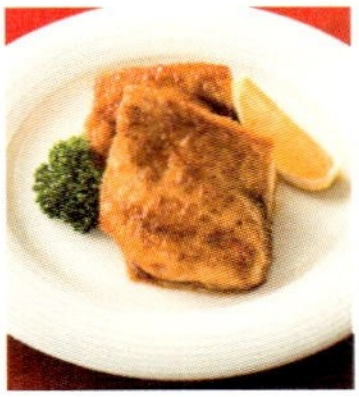
・サバ缶とキノコの炒めもの ・肉団子スープ	・鶏むね肉のナゲット風炒め ・畑の肉プレート	・ローストビーフ ・豆腐と野菜のコンソメスープ	・カジキのステーキ ・海鮮プレート
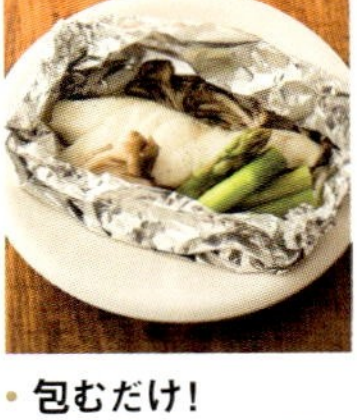	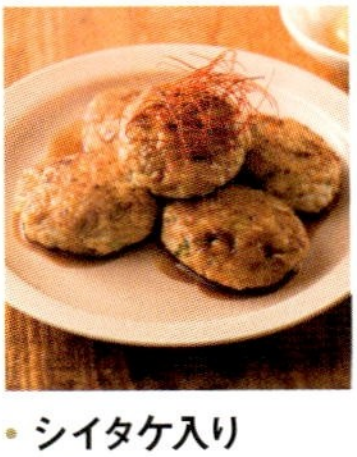	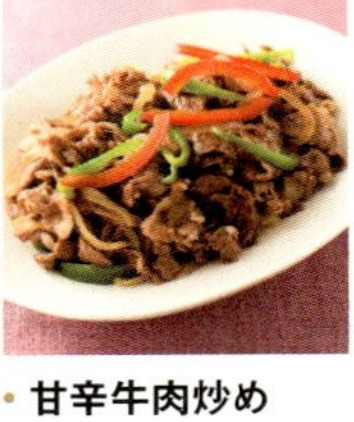	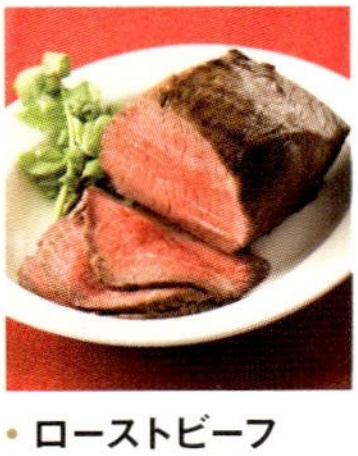
・包むだけ！タラのホイル焼き ・ネバネバプレート	・シイタケ入り鶏肉つくね ・ネバネバプレート	・甘辛牛肉炒め ・やわらか豆腐のそぼろがけ	・ローストビーフ ・海鮮プレート

COLUMN

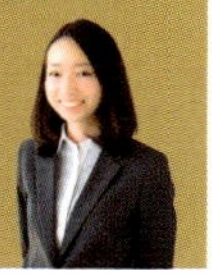

ライザップ
管理栄養士・
芦野さんに聞く!

ライザップの食事アプリって何?

ライザップでは、ゲストのみなさまから毎日の食事記録を担当トレーナーに送っていただき、それに対しアドバイスをご返信させていただくことをルールとしています。その際、メールでやりとりさせていただく方もいますが、多くの方にご利用いただいているのがゲスト限定の「食事アプリ」です。

ボタンひとつの簡単操作で、毎食の内容はもちろん、飲み物や間食したものなど1日に口にしたものすべてを入力でき、摂取した糖質量やたんぱく質、脂質やカロリーを瞬時に把握することができます。

また、体重の増減にかかわる便通の記録を入力することで、体の状態をより正確に把握できるようになっています。

それらをもとに、ゲストのみなさまのご報告を受けた担当トレーナーは、「夜のボリュームが多いのでお昼にまわしましょう」「根菜をもう少し控えて、葉野菜に替えましょう」など、すぐに実践できる具体的なアドバイスをご返信させていただいています。

現在、このアプリをさらに進化させるべくリニューアル開発中。今後は睡眠時間や体調などの項目も追加して、生活リズムに関してもより適切なアドバイスができるようにしていく予定です。食事内容を記録しトレーナーに送ることで、食生活を見直し健康体型へ導きます。

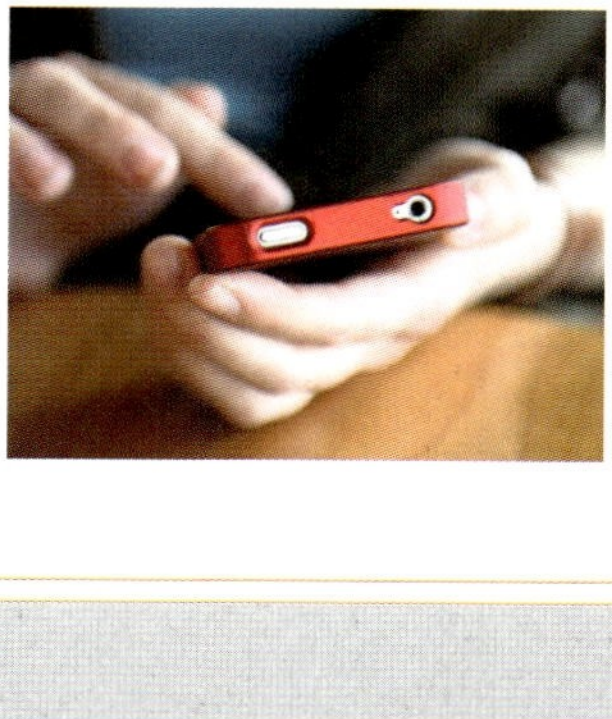

そして、その後も維持していくための実践方法も身につけていただくことができるのです。

PART

4

成功につながるメンタルメソッド

ダイエット効果が停滞する時期は誰にでもあるもの。
それを乗り切り、モチベーションを維持するための
ライザップ式メンタルマネジメントとは？

始める前の心得
ライフスタイルを大きく変えずに実践

好みを否定せず、少しずつ意識を改革する

本書のパート1から3までで、ライザップの食事メソッドをご理解いただけたと思います。でも、もうひとつ大切なことがあります。それはメンタルケアです。理想の体を手に入れるためには、前向きな気持ちを維持することが大切だからです。

体が変わるには一定の時間が必要で、食事も運動も継続して行うことが求められます。無理なダイエットが長続きしないのは、みなさんが一番ご存じのことかもしれません。

たとえば、「30年間朝食を食べてこなかった」という方が「毎日しっかり朝食を食べる」ようにするのは難しいですよね？　これまでのライフスタイルを急激に変えたり、嗜好《しこう》

を一変させるのは容易なことではありません。ダイエットを継続するためには、なるべく生活スタイルを変えずに、また、好みを否定しないことも大切なのです。

では、具体的にどのようにしたらよいのでしょうか？　前述の例で、朝食を食べない理由のひとつが「作るのが面倒だから」ということだった場合。ライザップは、「調理が不要な納豆や豆腐からとりましょう」とアドバイスします。簡単にとれるたんぱく質源を少しずつ食べるようにしてもらうのです。そんなふうにやりとりを重ねていくと、「これなら無理なくできるかも」と、ダイエットをする方の意識が変化してくるのです。朝食を食べることも徐々に習慣化していきます。

「ライザップの糖質ＯＦＦはつらい」「食べられるものが少ない」といった〝先入観〟をもっている方も多いかもしれません。でも、それは大きな誤解です。「ダイエット中でも、こんなにボリュームのある食事ができる！」「こうすればＯＫ！」と、意識を変えてみてください。

人生最高の体と自信を手に入れる――。

それがライザップのテーマです。これは本書を手に取りダイエットに取り組んでいただくみなさんの目標になり、それを実現させることがライザップの目標になります。この目標をこれまでのライフスタイルの延長線上に掲げて、一緒に取り組んでいきましょう！

ライザップ式

メンタルマネジメント 2

開始1カ月後にやってくる 停滞期も乗り切れる

挫折しそうになる時期、ダイエット経験者は要注意！

個人差はありますが、糖質ＯＦＦを始めてだいたい1カ月くらいたつとやってくるのが「停滞期」です。停滞期とは、体重が減っていくのを実感でき順調に進んでいったものの、効果がいったん停止、あるいは微増となる時期のことです。

でも、安心してください。停滞期は、理想のボディに向かい体が変化するプロセスで、必ずやってくるもの。順調に進んでいたダイエットが後退しているわけではありません。ライザップのボディメイクをする際に停滞期がある方もいるのです。

気をつけたいのは「停滞期はダイエットを諦めてしまう人が多くなる危険期間」だということ。過去にダイエットを数多く体験している方は、思い当たるふしがあるのではないでしょうか？　個人差はあるものの、ここを乗り切ることができれば、この後のダイエットは順調に進みます。左ページを参考にして、停滞期を上手に乗り切りましょう！

停滞期を乗り切る5つの方法

ボディメイクを進める上で避けて通れない停滞期。でも乗り切り方を知ればこわくない！

1 最初に立てた目標を思い出す

ダイエットを始めてから１カ月も過ぎると、当初の目的も忘れがちに……。だからこそ、途中で挫折してしまう人も多くなります。目標を思い出すことで、メンタルの立て直しを図りましょう！

2 食事をしっかりとる

食事は３食しっかりとっていますか？　食事量が少ないと体は省エネモードになってしまい、代謝が下がって体重減少が滞ります。停滞期でも、食事をしっかりとれていれば、体重が多少増えても大丈夫です！

3 料理のバリエを広げる

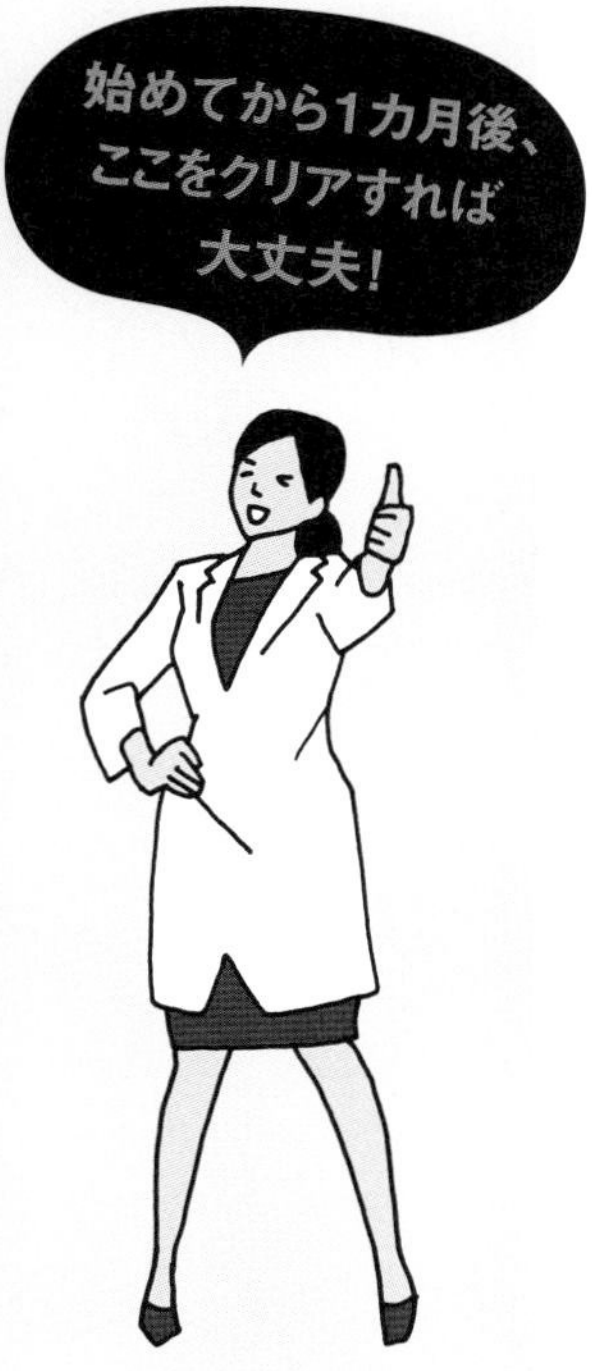
始めてから1カ月後、
ここをクリアすれば
大丈夫！

同じものを食べ続けていると、栄養バランスが崩れ、摂取した栄養素を効率よく使えません。こうした人は停滞期が長引く傾向にあるようです。さまざまな低糖質の食材を取り入れバリエーションを広げてください！

4 運動量を見直してみる

体重減少が停滞してしまっているときは、食事量は減らさず、運動量を増やすなどの対策を。筋トレをしない日は、ひと駅歩く、階段を使うなど、日常生活の中で運動量を増やしてみましょう！

5 毎日の生活をチェック

睡眠時間はとれていますか？　体をしっかり休めないと、代謝サイクルも停滞してしまいます。自己管理を徹底して、目標を立てた自分を裏切らない、強い決意を持ち直しましょう！

ライザップ式

メンタル
マネジメント 3

ダイエットのプロセスも楽しむ
モチベーションの維持が重要

変わっていく体を見て、やる気を高める

ライザップでダイエットを継続し目標を達成される方の多くは、食事では糖質を最初にしっかり減らし、運動を行い、睡眠をきちんととるなど生活習慣を整えています。とはいえ、ダイエットを継続していくためにはモチベーションが大事。ライザップは、メンタルケアをとても重視しています。

「停滞期の乗り切り方」（111ページ）でも触れましたが、「最初に立てた目標を思い出す」ことは、モチベーションを維持するひとつの方法です。また、「変わっていく体のプロセスを楽しむ」ことも、ダイエットを継続する気持ちを強く後押しします。

たとえば、毎日体重を量ったり、姿見で自分の体を見たり、洋服の着心地を確かめたり。ダイエット中に「今日は体調がいいな」「疲れにくくなったな」など、体が心地いいと感じることも、ダイエットの方向性が間違っていないという目安になり、自信につながります。

モチベーションアップの4つの方法

洋服のサイズダウンは大きな後押しに。周囲に励ましてもらうというのも手。

1 自分をほめる

小さな目標をいくつか作り、それを達成するたび、頑張った自分をほめてあげましょう。ライザップでは、マンツーマンで寄り添い、食事やトレーニングをはじめとしたすべてにおいて応援をします！

2 洋服のフィット感を確かめる

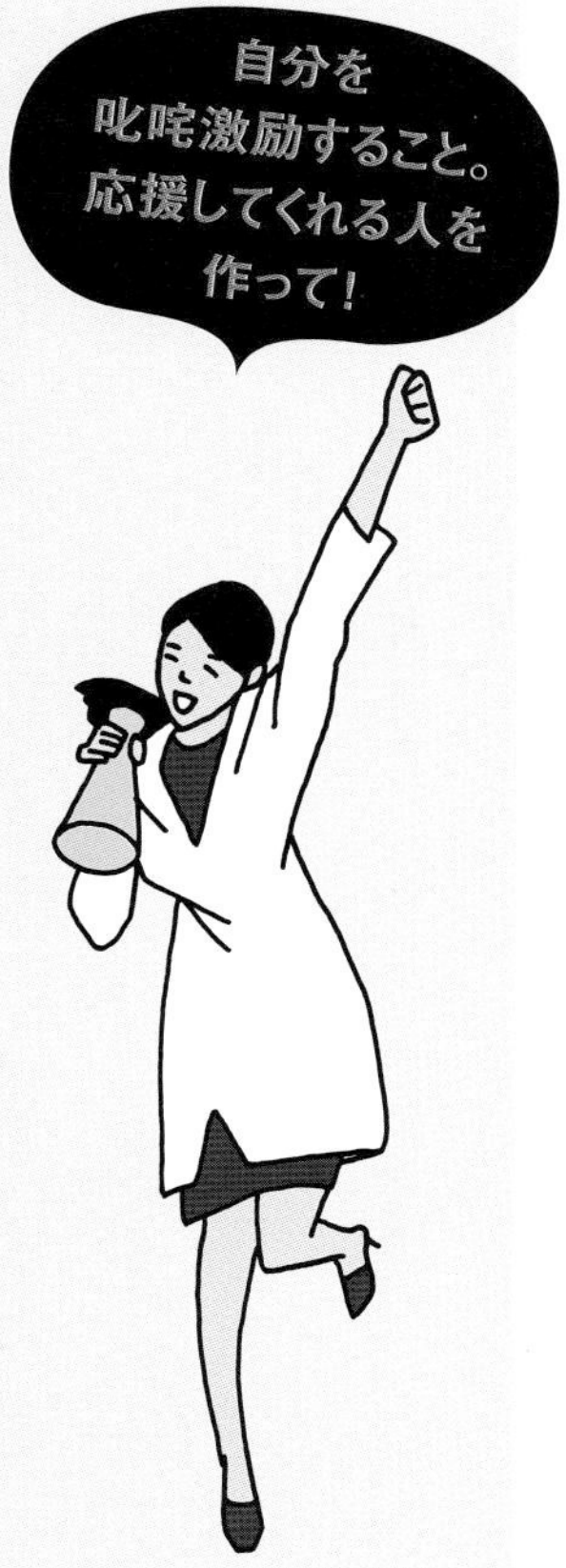
自分を
叱咤激励すること。
応援してくれる人を
作って！

洋服のサイズダウンがモチベーションにつながる方は少なくありません。ベルトの穴の位置、スカートやパンツのウエストの締まり具合などを以前と比べてみましょう。ウエストがゴムではなくホックの服を着用できたり、スーツがシワにならなくなったりといったこともモチベーションアップにつながります！

3 毎日体重を計測する

以前、レコーディング（記録する）ダイエットが流行りましたが、体重の計測も効果的です。数値を把握するだけでなく、棒グラフにするなど視覚に訴えることでも、やる気がアップします！

4 身近な人を自分のサポーターにする

ダイエットに取り組んでいることを家族や友人に打ち明けて、協力してもらいましょう。一人で取り組みたいという方もいますが、励まし合いは、ダイエットを継続する上で重要なモチベーションになります！

ライザップ式

メンタルマネジメント 4

成功体験で身につく
太りにくい体と食知識

ダイエットの成功体験で心身が変わる

ライザップ式ダイエットで得られるのは、理想の体だけではありません。生涯において役立つ「太らないための知識や習慣」も身につきます。また、目標をクリアしながら成功体験を積むことで、前向きな気持ちや自信を得られるのです。

糖質OFFをやめると、リバウンドを心配する方がいます。しかしリバウンドとは、「ダイエットスタート時の体重」よりも増えた場合を指します。ライザップメソッドでのリバウンド率はわずか7％。ほとんどリバウンドしません。減量に成功しても、暴飲暴食をすれば当然太ります。しかし、ライザップでは太りにくい体づくりを指導させていただいているため、トレーナーから得た知識を基に食事や運動を自分で組み立てられるようになるのです。本書を参考に太りにくい体を維持する方法を身につけたら、今度はぜひ目標を少し引き上げて、さらなるボディメイクに取り組んでみてください。

一生涯使えるボディメイク術４

ボディメイクは体だけでなく心の健康管理にもつながります。

１ 太りにくい体

太りにくい体とは、筋肉がしっかりついた基礎代謝の高い体です。全体的に脂肪が落ちるので、くびれのある美しいボディラインが生まれます！

２ 食事のコントロール

高糖質食材と低糖質食材を見分けることで、摂取する糖質量を上手にコントロール。糖質をとりすぎない食事を実践できるようになります！

３ 健康的な生活習慣

１日３食とることで、体がエネルギー不足にならず栄養バランスがよくなります。血糖値やコレステロールなどにもよい影響を与え、生活習慣病の予防につながります！

４ 成功体験による自信

一度成功体験をすると、食事管理がしやすくなります。行動パターンが変わり、これまでできなかったことに挑戦したり、趣味を広げるなど、生活の質もぐんとアップします！

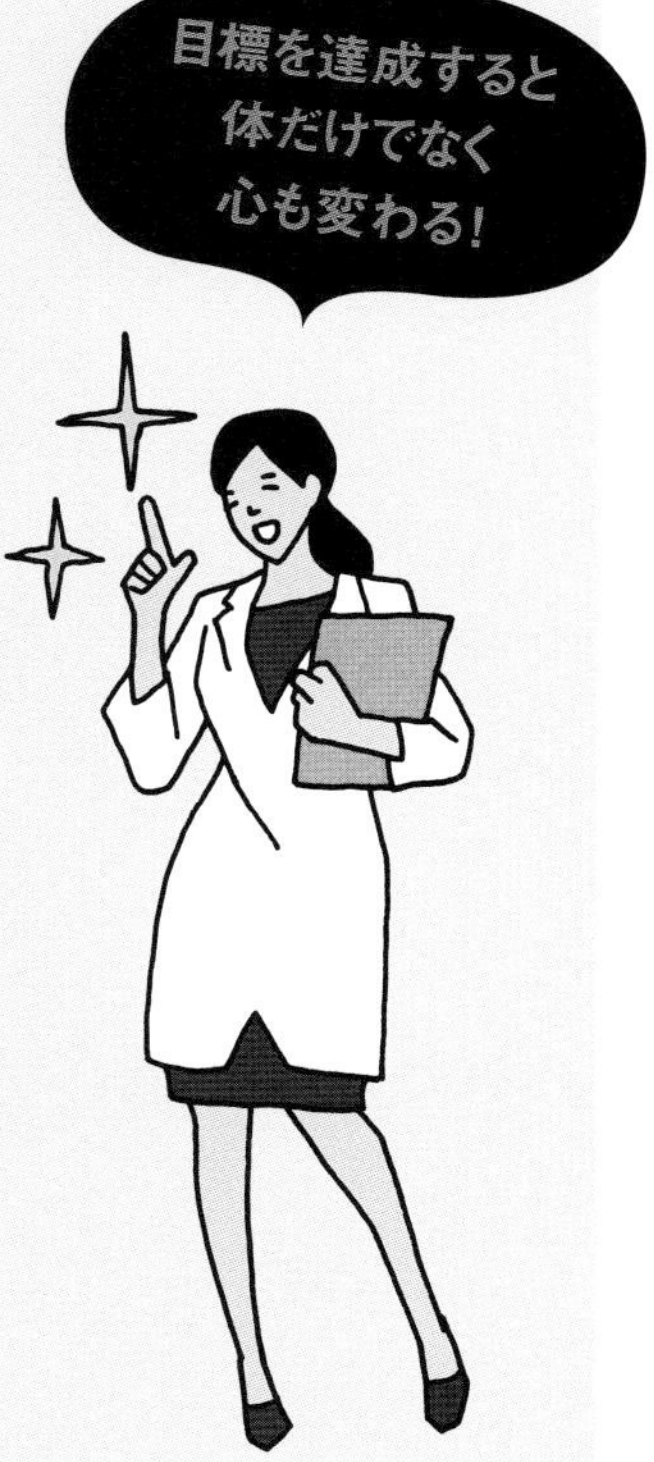

体」を手に入れました!

EPISODE 1

“最後のダイエット”で目標達成 行動も気持ちもポジティブに!

竹俣香織さん(31歳・ライザップ仙台店)

「これまで試したダイエットは数知れず。でもどれも続かず……。そんなとき、ライザップのあのテレビCMを見て一念発起。『これでダメならダイエットは諦める! これが最後』と入会を決め、臨みました。

でも、最初の1カ月間はきつかった! 主食抜きがつらかったです。また、1カ月ほど体重が落ちない停滞期も経験し、落ち込んだことも……。結果的には、どちらの時期もクリアできたのですが、そのとき大きな支えとなったのが、トレーナーのアドバイスや励ましのメールでした。食事面では、プロテインや豆乳を取り入れるようにというアドバイスももらいました。トレーナーにメールを送ると必ずポジティブなコメントを返してくれて、とても励みになり、『一人で頑張るダイエットじゃないんだ』と実感。トレーナーと二人三脚だったから、挫折せずに続けられたのだと思います。

目標を達成して大きく変わったのは、メンタル面です。きっと、自分に自信がついたことが、とても影響しているのだと思います。自然と笑顔が多くなって、考え方もすごくポジティブになりました。また、食事の量や内容をコントロールする方法を覚えたので、今後も自分で取り組んでいけそうです」

私のおすすめ 低糖質メニュー

■豆腐ハンバーグ、ホウレンソウのゴマあえ、鶏肉を塩・コショウしてグリルしたもの

小腹が空いたら 以下で解決!

■ナッツ類、スライスチーズ

こう変わりました!

約1年で

体重 −22.9kg

体脂肪率 −20.4%

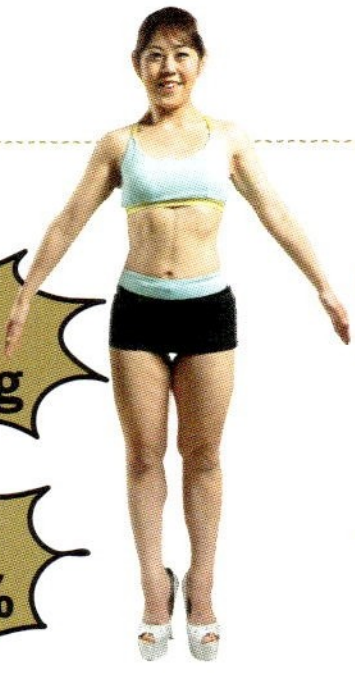

AFTER

体重 47.9kg

体脂肪率 22.8%

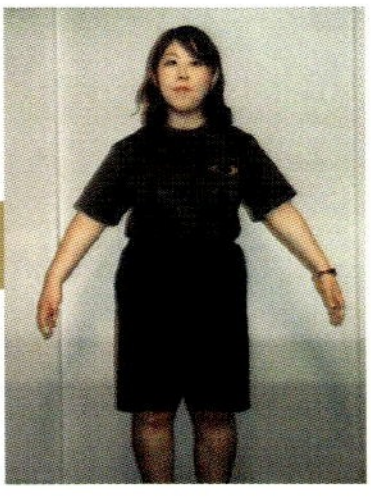

BEFORE

体重 70.8kg

体脂肪率 43.2%

ライザップ体験記

こうして「なりたい

EPISODE 2

腹筋が割れ、締まった体に！おしゃれを楽しめるように

五十嵐太之さん（49歳・ライザップ本厚木店）

「仕事が忙しく生活が不規則で、飲み会も続くという日々。体重はどんどん増え、血圧やコレステロール値も高く、肝機能も悪化。こんな生活を変えたいと思ったのが、入会のきっかけでした。

以前、食事制限だけのダイエットに取り組んだことがありましたが、うまくいかず……。でも、ライザップは食事と運動の両方からのアプローチなので安心できました。下肢のトレーニングはきつかったですが、自分の体が変わっていくのが楽しくて、これが継続できた秘訣かな、と思います。

1日の食事は、朝は卵焼きと低糖質パン、昼は焼き魚、サラダ、みそ汁、豆腐など、夜は野菜炒め、鍋物、おでんなど。外食は焼き肉屋を利用していました。コンビニでよく購入したのは、サラダ、煮卵、サバの塩焼き、炭火焼きチキン。飲み会はなるべく行かないようにし、どうしてもというときは、刺身や肉を食べるだけにしていました。

体が変化して大きく変わったのは、おしゃれを楽しめるようになったことです。職場のスタッフからも一目置かれるようになりました。また、体重が増えても糖質を控えたり、筋トレをするなどして、自分で体重コントロールすることができるようになったのが大きな収穫です」

私のおすすめ低糖質メニュー

■野菜炒め

小腹が空いたら以下で解決！

■スルメ、ゲソ、カシューナッツ、寒天ゼリーなど

こう変わりました！

約6ヵ月で

体重 −25.6kg

体脂肪率 −20.9%

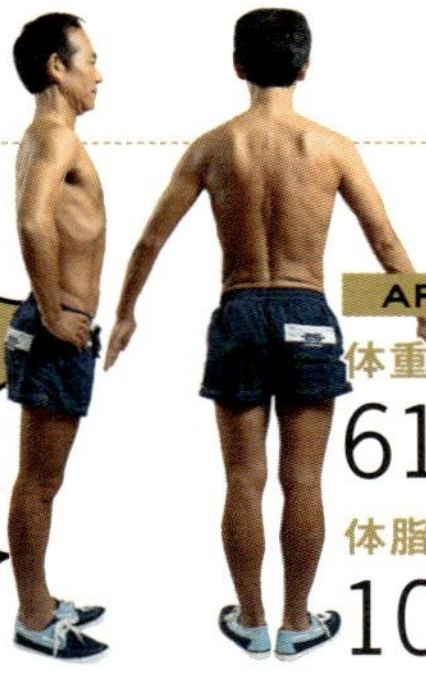

AFTER

体重 61.1kg

体脂肪率 10.6%

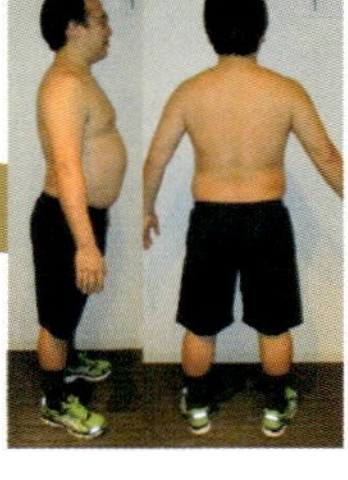

BEFORE

体重 86.7kg

体脂肪率 31.5%

EPISODE 3

ストレスのない食事法に安心！人との交流も活発になりました

豊田美穂さん（41歳・ライザップ六本木店）

「食事と運動、両方からのサポート、そして完全個室のマンツーマン指導に魅力を感じて、入会を決意。私は運動嫌いで、途中何度かくじけそうになったこともありました。でも、なんとか乗り切れたのは、トレーナーからいつもポジティブな言葉をかけてもらい、応援してもらったからです。徐々に気持ちが変化し、筋トレに通うというより、美容院やエステに行くような感覚で通うことができるようになりました。

　食事面では、思ったよりたくさんの食材を食べていいことにびっくり！　ストレスをあまり感じることなく取り組むことができました。食事の基本は、低糖質の食材を塩・コショウでシンプルに味付けし、炒めたり、蒸したり、オーブン焼きにしたり。また鍋物を多く取り入れ、豆乳、和風だし、キムチなどスープを替えて飽きない工夫をしました。

　太っていた頃は人目が気になり、やや引きこもり気味だった私……。でも、『体脂肪を半分にする』という目標に少しずつ近づくたび、友人たちと外出することが楽しくなり、パートにも出るようになりました。身も心も軽くなったみたいです！　何より健康的に痩せることができたのがうれしいですね」

私のおすすめ低糖質メニュー

■エビと豆腐とバジルにオリーブ油をかけてオーブンで焼いたもの
■湯豆腐に鶏そぼろとネギをのせ、ユズコショウを振ったもの
■ササミをオーブントースターで焼いてスナック風に

小腹が空いたら以下で解決！

■プロテイン、スルメ、ナッツ類、だしスープ、煮干しなど

こう変わりました！

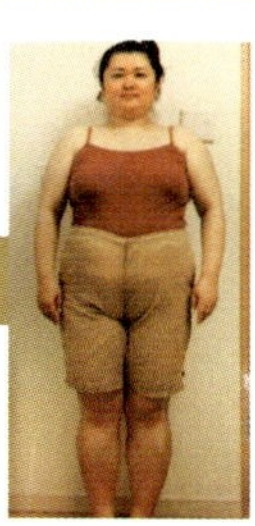

BEFORE
体重
98.6kg
体脂肪率
48.0%

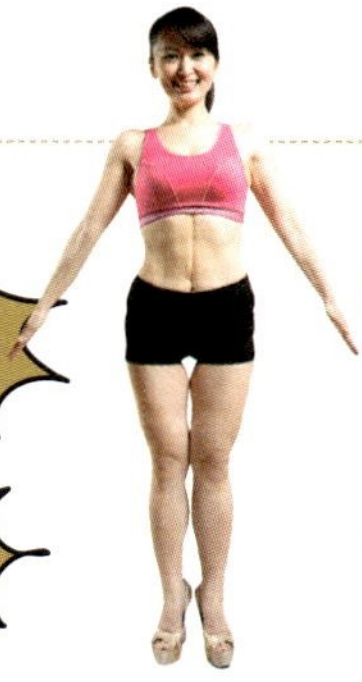

AFTER
体重
53.8kg
体脂肪率
23.8%

約3年で
体重
−44.8kg
体脂肪率
−24.2%

EPISODE 4

体重も服のサイズもダウン！自分の体が大好きになりました

上沖昌子さん（32歳・ライザップ小倉店）

「入会のきっかけは、私の健康を心配した母にすすめられたこと。私自身は固い決意をもっていたわけではないのですが、だんだんと、体を動かすことが本当に楽しくなりました。

大変だったのは、運動よりも毎日の食事のほうです。腹もちがいい、ところてん、ワカメ、こんにゃくなどを多用しました。大好きなお酒を控えなければいけなかったのはつらかったですね。でも、ビールをハイボールにしたり、飲みすぎたら翌日多めにトレーニングをするなど、調整していました。

続けていく上での大きなモチベーションになったのは、体重と洋服のサイズが徐々に変わっていったこと。トレーニングウエアのサイズは3LからSになりました！

ウエストが細くなって、鎖骨が浮き上がるようになり、顔の形も変わって自分の体が大好きになりました。精神面でも、新しいことに取り組みたい！と前向きな気持ちに。初対面の人、特に男性の方とも堂々と話ができるようになったのは驚きです。

停滞期もありましたが、トレーナーの励ましで一緒に乗り切ることができました。目標を達成できたこの成功体験は、大きな自信につながったと思います」

私のおすすめ低糖質メニュー

■糸こんにゃくに野菜をたくさん入れた料理

小腹が空いたら以下で解決!

■茎ワカメ、アーモンド

こう変わりました!

BEFORE

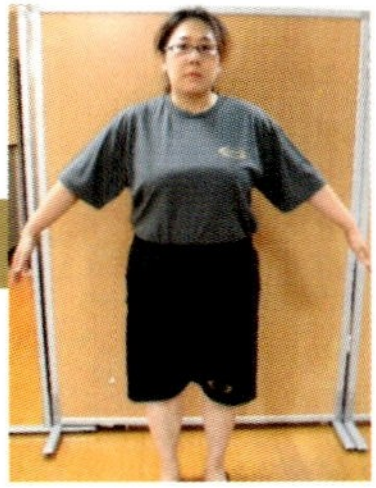

体重 75.8kg

体脂肪率 41.5%

AFTER

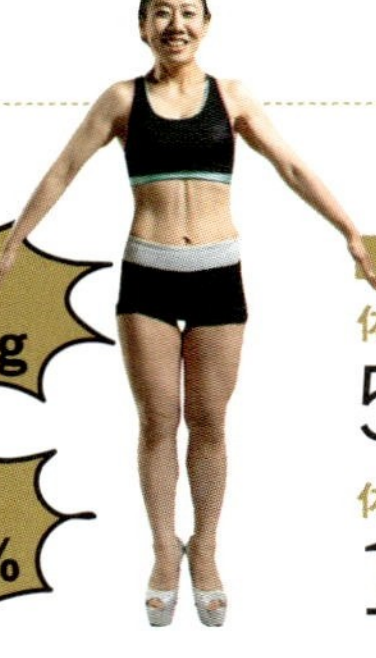

体重 52.3kg

体脂肪率 17.7%

約8ヵ月で

体重 −23.5kg

体脂肪率 −23.8%

Q1 糖質OFFによる減量は誰でもできますか?

A 誰でもできますが、医師の指導が必要なケースもあります。糖尿病や腎障害、活動性膵炎《すいえん》、肝硬変などの持病がある人は主治医に相談してください。成長期のお子さんには不向きです。

Q2 口にしてよい甘いものはありますか?

A 甘いものが食べたくなったら甘味料をチェック。エリスリトールという血糖値を上げない自然由来の甘味料配合のものならＯＫです。でも、大量にとると下痢を引き起こすので控えめに。

Q3 脂質こそ太る原因じゃなかったの?制限しなくて大丈夫なの?

A 脂質は細胞膜やホルモンの原料になるなど利用価値が高く、糖質OFFで不足するエネルギーも補ってくれます。過剰な摂取はおすすめできませんが、普通にとる分には問題ないのです。

Q4 食事で食べる順番はどうするべき?

A 野菜など食物繊維の多いものから食べましょう。血糖値の急上昇を抑えインスリンの分泌を抑制します。満腹感も得やすいので食べすぎの防止にもなり、消化効率もアップします。

Q5 遅い時間に夕食を食べても大丈夫?

A 通常の食事では、糖質が体内で脂肪に変わり、太りやすくなります。でも糖質OFFなら遅い時間でも大丈夫。とはいえ、効率のよい体づくりのためには21時以降は食べないように。

Q6
肉が嫌いなのですが……

A　たんぱく質は筋肉の材料になるので十分な摂取が必要です。肉以外のたんぱく質源は、魚、卵、豆腐や納豆といった大豆製品など。こうした食材からたんぱく質をとっていきましょう。

Q7
小食の人はどうしたらよいでしょう？

A　エネルギーの摂取不足にならないように、エゴマ油などをサラダにかけたり､間食をとるようにしましょう。１回の食事量が少ない場合は、食事の回数を増やして、量を確保して。

Q8
風邪をひいたときはどうしたらいい？

A　おかゆやうどんではなく、消化のよい豆腐がおすすめです。冷や奴や湯豆腐にして体をあたためるショウガをプラス。栄養満点の卵を使ったゆで卵や卵スープなどもＯＫ！

Q9
妊娠中も糖質制限して問題ないでしょうか？

A　問題ありません。妊娠中は高血糖に気をつける必要があるのです。ただし、必要な栄養のとり方には個人差があるので、主治医に相談の上、取り組みましょう。

Q10
糖質を制限すると体が冷えるって本当ですか？

A　食事量が減り、十分なエネルギーを摂取できないと、体内でのエネルギー産生が減って冷えを招きます。食事量を確保したり、あたたかいスープをとったり､適度な運動を心がけましょう。

ライザップ式食事指導（編）

ライザップ式の食事指導はどうやっているの？ライザップに寄せられる質問をその回答と併せて大公開します。

Q1 食事指導はどのように行っているのですか？

A ライザップでの減量では主に糖質OFFをベースにした食事指導を行います。専属のトレーナーが一人ひとりと日々、メールをやりとりし食事内容をチェック。具体的なアドバイスや注意点をお伝えし二人三脚で取り組みます。

Q2 減量が停滞し落ち込んでいます……

A 停滞の原因はさまざまありますが、食事面でのアプローチとしては、低糖質高たんぱくの食事ができているか、カロリーは不足していないかを確認することが大切です。

Q3 年齢によって効果の出方は違いますか？

A 効果の出方には、個人差があります。また、年齢によるものだけでなく、性別やライフスタイルも、大きく関係してきます。

Q4 本当にリバウンドしませんか？

A ライザップではダイエット開始前の体重より増えることをリバウンドと呼びます。その率はわずか７％。ほとんどの方が理想のボディメイクを達成し維持しています。

Q5 目標を達成した後、理想の体を維持できるでしょうか？

A ライザップでは理想の体が手に入るだけでなく、生涯役立つ太らないための食知識と食習慣が身につきます。目標達成後は食事と運動を自分でコントロールできるようになります。

低糖質ダイエットなんでもQ&A②

Q6 糖質OFFは若い人たち向けのダイエット法では？

A いいえ、生活習慣病に気をつけたい中高年以上の方にも適しています。糖質OFFによる減量は糖尿病の予防にもなります。また、血糖値やコレステロール値なども改善されます。

Q7 便秘になってしまいました……

A 糖質OFFは炭水化物カットで食物繊維が減り、たんぱく質摂取で便がかたくなりがち。食事量が少ないと水分不足に。女性は１日２ℓ、男性は３ℓを目安に飲料水を摂取しましょう。

Q8 糖質OFFで部分痩せは可能ですか？

A 糖質OFFに運動をプラスすれば可能です。ライザップでは、糖質OFFで体全体の体脂肪を落とし、筋トレで気になる部分のボディメイクを行っていきます。

Q9 糖質OFFの料理はすべて甘みがないの？

A 糖質ＯＦＦでは、砂糖やみりんはＮＧ。料理で甘みを出したいときは、糖質を含まない天然成分の甘味料が強い味方に。本書で紹介したレシピにはラカントSを使用しています。

Q10 学生でも入会可能？年齢制限はありますか？

A 成長期のお子さんはしっかりエネルギーを摂取すべきなので、糖質OFFによるボディメイクは不向きです。ライザップに入会できるのは16歳以上。学生でも入会可能です。

食材糖質量一覧

品目	分量（1食分・g）	糖質量（g）	たんぱく質（g）	正味100g中の糖質量（g）
肉類				
鶏むね肉（皮なし）	100	0	22.3	0
鶏もも肉（皮なし）	100	0	18.8	0
鶏ひき肉	100	0	20.9	0
鶏ササミ	100	0	24.6	0
豚ロース肉（脂身つき）	100	0.2	19.3	0.2
豚ひき肉	100	0	18.6	0
牛肩ロース肉（赤肉）	100	0.2	16.5	0.2
牛ひき肉	100	0.5	19.0	0.5
牛もも肉（和牛・赤肉）	100	0.4	20.5	0.4
魚介				
クロマグロ（赤身）	刺身5切れ	0.1	13.2	0.1
タラ	切り身1切れ	0.1	17.6	0.1
サバ	100	0.3	20.7	0.3
アジ	1尾	0.2	31.1	0.1
イワシ	1尾	0.7	19.8	0.7
紅鮭	切り身1切れ	0.1	22.5	0.1
車エビ	1尾	0	7.6	0
タコ	50	0.1	10.9	0.1
アサリ（殻つき）	90	0.4	5.4	0.4
シジミ（殻つき）	10個（30）	1.3	1.7	4.3
たらこ	¼腹	0.1	4.2	0.4
辛子明太子	¼腹	0.5	3.7	3.0

品目	分量（1食分・g）	糖質量（g）	たんぱく質（g）	正味100g中の糖質量（g）
大豆製品				
大豆水煮	50	0.5	6.5	0.9
木綿豆腐	100	1.2	6.6	1.2
絹豆腐	100	1.7	4.9	1.7
厚揚げ	50	0.1	5.4	0.2
油揚げ	30	0.4	5.6	1.4
豆乳無調整	200	5.8	7.2	2.9
おから	40	0.9	2.4	2.3
高野豆腐	1個（16g）	0.6	7.9	3.9
納豆	1パック	2.7	8.3	5.4
卵				
卵（ゆで）	1個	0.2	7.1	0.3
乳製品				
牛乳	1カップ	9.9	6.8	4.8
プレーンヨーグルト	100	4.9	3.6	4.9
プロセスチーズ	スライス1枚	0.2	3.9	1.3
モッツァレラ	100	0.5	17.5	0.5
缶詰				
鮭フレーク（水煮・ライト）	100	0.1	21.5	0.1
サバ（水煮）	95	0.2	19.9	0.2

品目	分量（1食分・g）	糖質量（g）	たんぱく質（g）	正味100中の糖質量（g）
野菜・イモ類				
グリーンアスパラガス	1本（30）	0.8	0.8	2.5
枝豆	20さや（40）	1.8	4.6	4.3
キャベツ	1枚（50）	1.7	0.7	3.4
ニンジン	30	2.0	0.2	6.5
タマネギ	½個（40）	2.9	0.4	7.2
ニラ	100	1.3	1.7	1.3
オクラ	3本	0.6	0.5	2.4
キュウリ	½本	0.9	0.5	1.9
緑豆モヤシ	40	0.3	0.6	0.8
ホウレンソウ	80	0.3	2.1	0.4
大根	30	0.7	0.2	2.3
トマト	1個	5.6	1.1	3.7
ゴボウ	¼本（50）	3.8	0.8	7.6
レンコン	30	4.1	0.4	13.8
西洋カボチャ	60	10.3	1.0	17.2
ジャガイモ	30	4.9	0.5	16.3
サツマイモ	½本（150）	53.2	2.1	35.5
サトイモ	1個	6.6	0.9	11.0
白菜	葉1枚	1.5	0.9	1.0
小松菜	1株（50）	0.3	0.8	0.6
長ネギ	⅓本	2.5	0.3	5.0
ブロッコリー	3房	0.4	2.1	0.6
赤パプリカ	½個	4.2	0.8	5.6
レタス	½枚（25）	0.4	0.2	1.7

品目	分量（1食分・g）	糖質量（g）	たんぱく質（g）	正味100g中の糖質量（g）
キノコ類				
シイタケ	20	0.3	0.6	1.4
エノキダケ	20	0.7	0.6	3.3
シメジ	20	0.3	0.5	1.3
エリンギ	20	0.6	0.7	3.1
マイタケ	20	0	0.6	0
種実類				
アーモンド（フライ）	50	5.2	9.6	10.4
クルミ	1個	0.2	0.9	4.2
ゴマ	大さじ1	0.7	1.8	9.6
アーモンドミルク	100	3.5	3.8	3.5
果物				
バナナ	1本	19.3	1.0	21.4
リンゴ	½個	16.7	0.3	13.1
ブルーベリー	10粒	1.9	0.1	9.6
ラズベリー	5粒	0.8	0.2	5.5
海藻類				
ワカメ（生）	20	0.4	0.2	2.0
焼きのり	全形1枚	0.3	1.2	8.3
ひじき	30	3.9	3.2	12.9
そのほか				
粉ゼラチン	大さじ1（9）	0	7.9	0
桜エビ（素干し）	大さじ1（3）	0	1.9	0
白菜キムチ	100	5.2	2.8	5.2

自宅でできるライザップ 食事㊣編

発行日	2016年7月1日　初版第1刷発行
発行者	久保田榮一
発行所	株式会社 扶桑社 〒105-8070 東京都港区芝浦1-1-1　浜松町ビルディング 電話　03-6368-8885（編集） 　　　03-6368-8891（郵便室） www.fusosha.co.jp
印刷・製本	大日本印刷株式会社

STAFF

デザイン	原てるみ・坂本真理（mill design studio）
編集協力	和田方子（テクト）
イラスト	岡田丈（管理栄養士キャラクター）、神林美生
料理監修	芦野めぐみ（RIZAP株式会社）
料理製作	山崎志保（料理山研究所）
撮影	山川修一（株式会社扶桑社）
企画・編集	小川亜矢子（株式会社扶桑社）

監修	RIZAP株式会社

ISBN978-4-594-07488-3